U品生活
U product life

U0388644

吃对食物，
轻松调理气血

柴瑞震◎ 主编

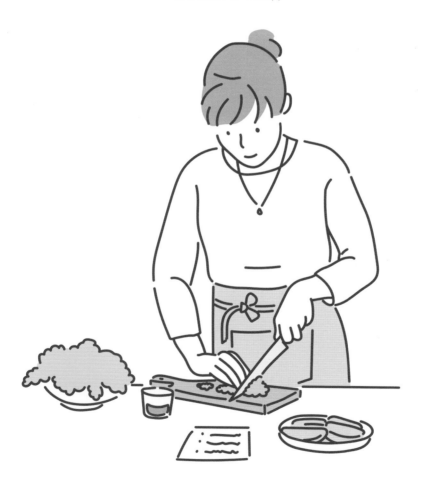

黑龙江科学技术出版社
HEILONGJIANG SCIENCE AND TECHNOLOGY PRESS

图书在版编目（ＣＩＰ）数据

吃对食物，轻松调理气血 / 柴瑞震主编 . —— 哈尔滨：
黑龙江科学技术出版社，2020.8
ISBN 978−7−5719−0316−9

Ⅰ.①吃… Ⅱ.①柴… Ⅲ.①补气（中医）– 食物疗法
②补血 – 食物疗法 Ⅳ.① R247.1

中国版本图书馆 CIP 数据核字 (2019) 第 269315 号

吃对食物，轻松调理气血
CHI DUI SHIWU,
QINGSONG TIAOLI QIXUE

主　　编	柴瑞震	
策划编辑		深圳·弘艺文化
封面设计		Hongyi Culture
责任编辑	马远洋	
出　　版	黑龙江科学技术出版社	
地　　址	哈尔滨市南岗区公安街 70−2 号	
邮　　编	150007	
电　　话	（0451）53642106	
传　　真	（0451）53642143	
网　　址	www.lkcbs.cn	
发　　行	全国新华书店	
印　　刷	雅迪云印（天津）科技有限公司	
开　　本	710mm×1000mm　1/16	
印　　张	13	
字　　数	200 千字	
版　　次	2020 年 8 月第 1 版	
印　　次	2020 年 8 月第 1 次印刷	
书　　号	ISBN 978−7−5719−0316−9	
定　　价	39.80 元	

【版权所有，请勿翻印、转载】
本社常年法律顾问：

黑龙江承成律师事务所　张春雨　曹珩

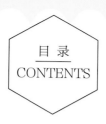

目 录
CONTENTS

PART 01 气血好，身体才好

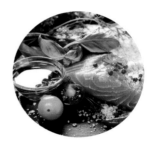

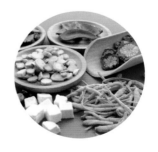

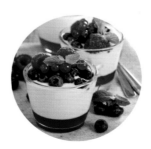

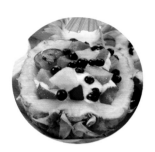

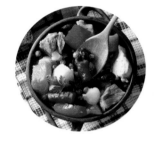

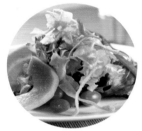

PART 02 常吃 44 种食材，轻松拥有好气色

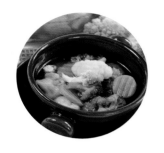
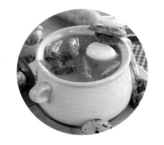
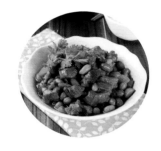

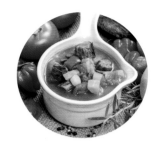
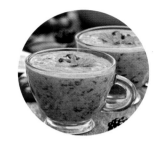
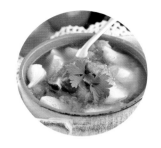

PART 03 常用 15 种中药材，轻松调气血

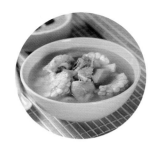
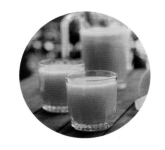
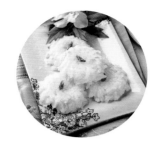

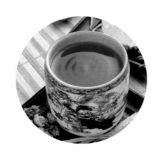
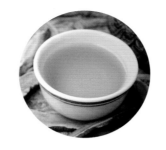
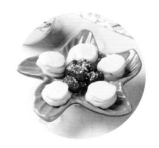

PART 04 经络穴位调气血

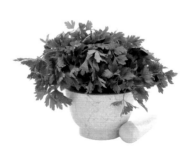

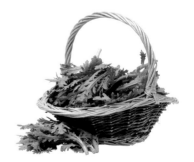

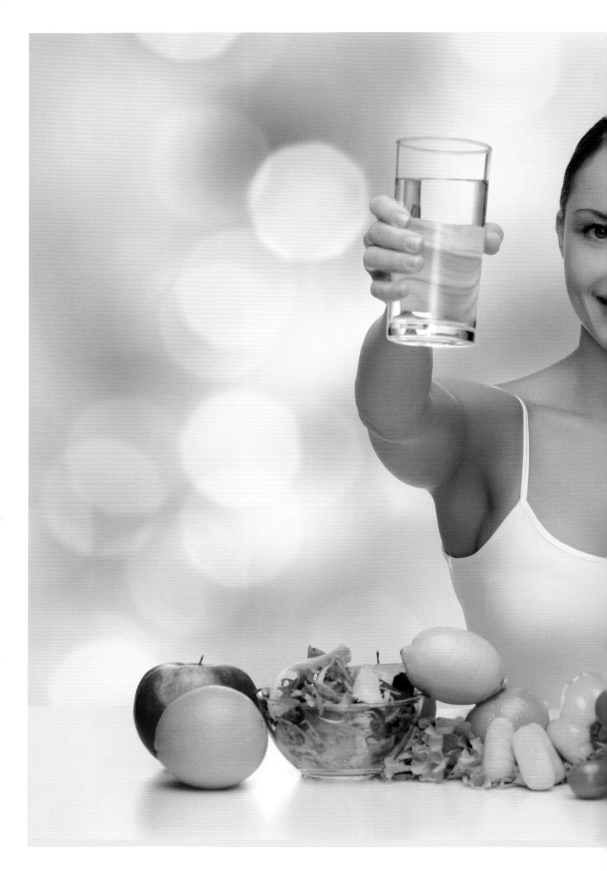

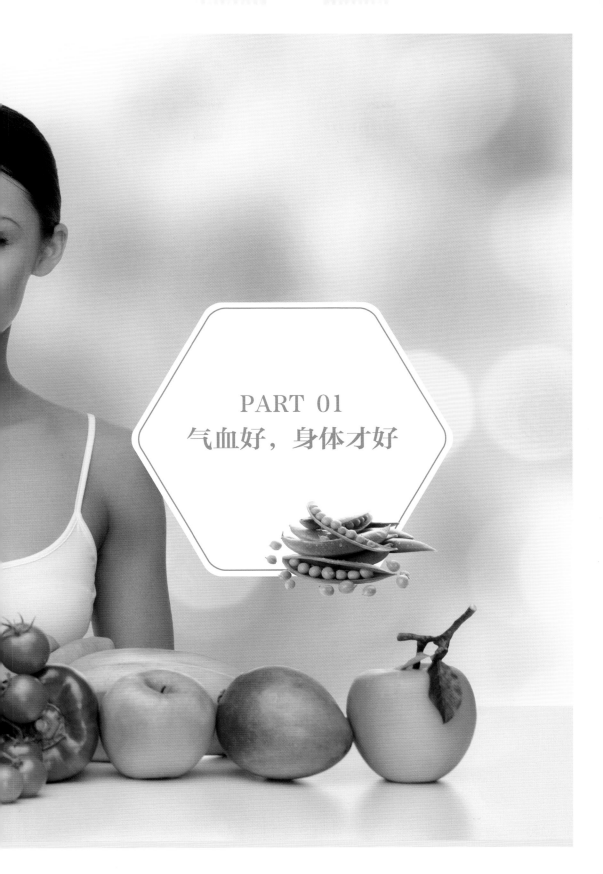

PART 01
气血好，身体才好

气血：生命的根源

　　《黄帝内经》中说："人之所有者，血与气耳。"气血才是生命的根本，其他的东西都是围绕着气血而运行的。气血是生命的根本，生者和逝者最大的区别就是气血，气血不足的人几乎都不会长寿，可见气血对人体健康的重要程度。如果把人体比作生长的植物，气就是阳光，血就是雨露，二者共同作用于人体，使其苗壮成长。一旦气血不足，将导致人体功能全面性溃败。

气的概念

　　气是人体内活力很强、运行不息的极精微物质，是构成人体和维持人体生命活动的基本物质之一。气运行不息，推动和调控着人体内的新陈代谢，维系着人体的生命进程。气的运动停止，则意味着生命的终止。

　　中医学中的气概念，可能源于古人对人体生命现象的观察。古人通过对人体自身某些显而易见且至关重要的生命现象，如呼吸时气的出入、活动时随汗而出的蒸蒸热气等的观察，产生了对气的朴素而直观的认识，加之在气功锻炼中体悟到的气在体内的流动，于是在朴素认识逐渐积累的基础上进行推测、联想、抽象和纯化，逐渐形成了人体之气是人体中的能流动的细微物质的概念；随着认识的深入，对人体之气的来源、功

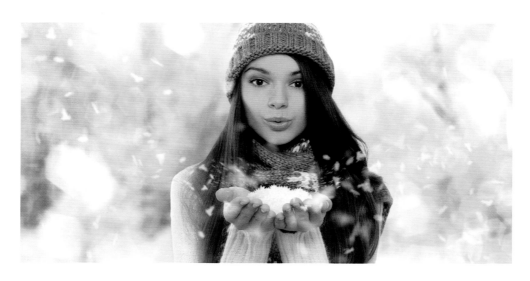

能、运动规律和形式以及与脏腑的关系有了较系统的认识，建立了中医学的气学理论。

中医学气概念的形成，自然受到古代哲学元气学说的渗透和影响。古代哲学的气是运动不息的细微物质的概念，气升降聚散运动推动和调控宇宙万物发生发展和变化的思想，对中医学的气是运行不息的精微物质概念的形成，气升降出入运动推动和调控着人体生命活动等理论的构建，都具有重要的方法学意义。但中医学的气是客观存在于人体中的具体的气，是在体内不断升降出入运动的精微物质，既是构成人体的基本物质，又对生命活动起着推动和调控作用。中医学的气理论有其固有的研究对象和范围，而古代哲学的元气学说是一种古代的宇宙观和方法论，因此中医学的气概念与古代哲学的气概念是有严格区别的。

精与气的概念在中医学中是有严格区别的。精是构成人体的最基本物质，也是维持人体生命活动的基本物质。《灵枢·经脉》说："人始生，先成精。"气是由精化生的极细微物质。《素问·阴阳应象大论》说："精化为气。"精为脏腑功能活动的物质基础，气是推动和调控脏腑生理活动的动力。因此，《内经》中多次提到精与气的转化关系，其对精与气的区分较先秦哲学中的概念更为明确。

血的概念

血是循行于脉中而富有营养的红色液态物质，是构成人体和维持人体生命活动的基本物质之一。《素问·调经论》强调说："人之所有者，血与气耳。"

脉是血液运行的管道，血液在脉中循行于全身，所以又将脉称为"血府"。脉起着约束血液运行的作用，血液循脉运行周身，内至脏腑，外达肢节，周而复始。如因某种原因，血液在脉中运行迟缓涩滞，停积不行则成瘀血。若因外伤等原因，血液不在脉中运行而逸出脉外，则形成出血，称为"离经之血"。离经之血若不能及时排出或消散，则变为瘀血。离经之血及瘀血均失去了血液的正常生理功能。

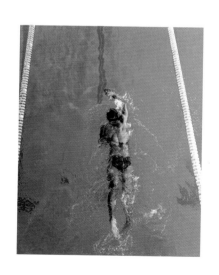

血循脉而流于全身，发挥营养和滋润作用，为脏腑、经络、形体、官窍的生理活动提供营养物质，是人体生命活动的根本保证。人体任何部位缺少血液的供养，都能影响其正常生理活动，造成生理功能的紊乱以及组织结构的损伤，严重的缺血还能危及生命。

气和血的关系

气与血是人体内的两大类基本物质，在人体生命活动中占有很重要的地位，如《景岳全书·血证》说："人有阴阳，即为血气。阳主气，故气全则神旺；阴主血，故血盛则形强。人生所赖，唯斯而已。"气与血都由人身之精所化，而相对言之，则气属阳，血属阴，具有互根互用的关系。气有推动、激发、固摄等作用，血有营养、滋润等作用。故《难经·二十二难》说："气主呴之，血主濡之。"气是血液生成和运行的动力，血是气的化生基础和载体，因而有"气为血之帅，血为气之母"的说法。

1.气为血之帅

气为血之帅，包含气能生血、气能行血、气能摄血三个方面。

气能生血，是指血液的化生离不开气作为动力。血液的化生以营气、津液和肾精作为物质基础，在这些物质本身的生成以及转化为血液的过程中，每一个环节都离不开相应脏腑之气的推动和激发作用，这是血液生成的动力。气能生血还包含了营气在血液生成中的作用，营气与津液入脉化血，使血量充足。因此，气的充盛则化生血液的功能增强，血液充足；气的虚亏则化生血液的功能减弱，易导致血虚的病变。临床上治疗血虚的病变，常常以补气药配合补血药使用，取得较好疗效，即是源于气能生血的理论。

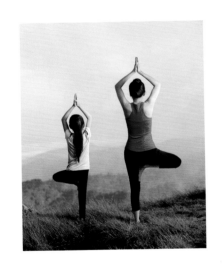

气能行血，是指血液的运行离不开气的推动作用。血液的运行有赖于心气、肺气的推动及肝气的疏泄调畅。《血证论·阴阳水火气血论》说："运血者，即是气。"因此，气充盛，气机调畅，气行则血行，血液的正常运行得以保证。反之，气的亏少则无力推动血行，或气机郁滞不通则不能推动血行，都能够产生血瘀的病变。再者，气的运行发生逆乱，升降出入失常，也会影响血液的正常运行，出现血液妄行的病变，如气逆者血随气升，气陷者血随气下等。所以临床上在治疗血液运行失常时，常常配合补气、行气、降气、升提的药物，即是气能行血理论的实际应用。

气能摄血，是指血液能正常循行于脉中离不开气的固摄作用。气能摄血主要体现在脾气统血的生理功能之中。脾气充足，发挥统摄作用，使血行脉中而不致逸出脉外，从而保证了血液的正常运行及其濡养功能的发挥。如若脾气虚弱，失去统摄，往往导致各种出血病变，临床上称为"气不摄血"或"脾不统血"。因而治疗这些出血病变时，必须用健脾补气方法，益气以摄血。临床中发生大出血的危重证候时，用大剂补气药物以摄血，也是这一理论的应用。

2.血为气之母

血为气之母，包含血能养气和血能载气两个方面。

血能养气，是指气的充盛及其功能发挥离不开血液的濡养。在人体各个部位中，血不断地为气的生成和功能活动提供营养，故血足则气旺。人体脏腑、肢节、九窍等任何部位，一旦失去血的供养，即可出现气虚衰少或气的功能丧失的病变。血虚的病人往往兼有气虚的表现，其道理即在于此。

血能载气，是指气存于血中，依附于血而不致散失，赖血之运载而运行全身。《血证论·吐血》说："血为气之守。"《张氏医通·诸血门》说："气不得血，则散而无统。"说明气依附于血而得以存在体内，并以血为载体而运行全身。因此，血液虚少的病人，就会出现气虚病变。而大失血的病人，气亦随之发生大量的丧失，往往导致气的涣散不收，漂浮无根的气脱病变，称为"气随血脱"。

血能养气与血能载气，体现了血对于气的基础作用，故概括地称之为"血为气之母"。总之，血属阴，气属阳。气血阴阳之间协调平衡，生命活动才能得以正常进行。反之，"血气不和，百病乃变化而生"（《素问·调经论》）。因此，调整气血之间的关系，使其恢复协调平衡的状态是治疗疾病的常用法则之一。

气血失和，百病乃生

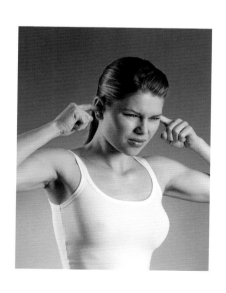

中医认为，气和血是人赖以生存的物质基础，气血不足往往会导致脏腑功能的减退，抵抗力下降，引起早衰。气血不足的临床表现非常广泛，气虚和血虚可单独出现，也可合并出现。

气虚则人体阳气的温煦及推动作用不足，表现为畏寒肢冷、疲倦无力、心悸气短、发育迟缓等。血虚则器官缺乏濡养，可见面色萎黄无华、皮肤干燥、毛发枯萎、指甲干裂、视物昏花、手足麻木、失眠多梦、健忘心悸、精神恍惚等。

如果一个人先天体质虚弱，或因为后天劳累过度，或病后调养不当，或失血过多等，均可导致气血两虚，引发各类疾病。此时，会出现面色苍白或萎黄、头晕眼花、食欲差、精神不振、多汗且活动后加重，甚至心慌气短等表现。

现代人气血不调的主要原因有三：

1.食疾

由于现代人的生活水平提高了，体质也由昔日的营养不良虚弱性体质为主，转变为能量代谢不畅瘀滞性体质为主。很多人每天都离不开鸡、鸭、鱼、肉、蛋、奶等不易消化的高脂肪、高蛋白等酸性食物，久而久之加重了胃肠的分解吸收负担和肝的消化、解毒功能和肾的排泄功能，使五脏六腑的元气下降，吃出了糖尿病、高血脂、高血压等现代文明病。

2.气疾

当今社会，人们的工作压力、生活压力、竞争的压力像山一样压得人们喘不过气来，每天超负荷地工作，不停地思虑。中医认为，久思伤脾，脾主运化，脾统血，脾伤则会影响血的生成，因此，就会造成气血亏虚。久怒伤肝，肝主疏泄、肝主藏血、肝主排毒，由于人们情志失衡，很容易造成肝郁气滞，影响体内排毒，就会造成气血的瘀滞。

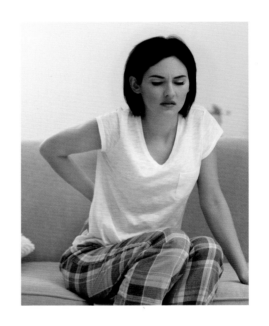

3.寒疾

现在有很多人特别是年轻人总喜欢海鲜、冷饮、凉啤酒、空调、电风扇，为了美甚至在冬天也喜欢穿单薄的衣服，由于寒凉内伤脾胃肾，外伤筋骨肉，导致现在得风湿症、关节炎、月经不调、肾炎等的人越来越多，主要症状是体力不支、浑身无力。因为气不足，血难行，造成气血瘀滞，女性患子宫肌瘤的人也在增多，都是寒凝血瘀、寒凝气滞等原因所致。

因此，要想百病不生就必须调理好气血，气血瘀时要通，气血虚时要补。掌握好这"通补"的原则，就是掌握了健康的真谛。气血是人的后天之本，人体的五脏六腑、四肢百骸，乃至皮肤毛发，都依赖于气血的滋养，没有气血就没有生命。只要气血充足、通畅，我们就能百病不生。

气血不足应该及时食补

气血不足即中医学中的气虚和血虚，气血不足会导致脏腑功能减退，引起早衰。气虚即脏腑功能衰退、抗病能力差，表现为畏寒肢冷、自汗、头晕耳鸣、精神萎靡、疲倦无力、心悸气短、发育迟缓。血虚可见面色无华萎黄、皮肤干燥、毛发枯萎、指甲干裂、视物昏花、手足麻木、失眠多梦、健忘心悸、精神恍惚。

气血不足属气血同病。气血亏虚则会形体失养，以神疲乏力、气短懒言、面色淡白或萎黄、头晕目眩、唇甲色淡、心悸失眠、舌淡脉弱等为常见证候。

气虚者适合食用的食物有牛肉、羊肉、枸杞、鸡肉、猪肉、糯米、大豆、白扁豆、大枣、鲫鱼、鲤鱼、黄鳝、虾、蘑菇等，忌食、少食的食物有荞麦、柚子、柑、金橘、金橘饼、橙子、荸荠、生萝卜、地骷髅、芥菜、薤白、君达菜、砂仁、菊花、茶叶、佛手、柑、槟榔、大蒜、苤蓝、萝卜缨、芫荽（香菜）、芜菁（大头菜）、胡椒、荜拨、紫苏叶、薄荷、荷叶，忌烟酒。

血虚者适合食用的食物有乌骨鸡、黑芝麻、胡桃肉、龙眼肉、鸡肉、猪血、猪肝、红糖、赤豆等，忌食或少食的食物有海藻、草豆蔻、荷叶、白酒、薄荷、菊花、槟榔、生萝卜、荸荠、大蒜等。

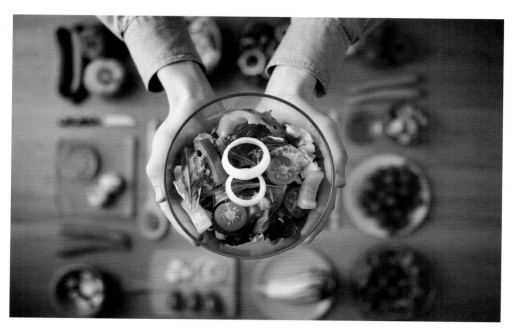

01
气血好，身体才好

让气血畅通的秘密在于打通经络

《黄帝内经》说："经脉者，所以能决死生，处百病，调虚实，不可不通。"经络对于人体来说，有平衡阴阳、营养全身的能力，所以经络学在中医里拥有至高的地位。

有人称，经络在人体中就像互联网。经脉深藏在人体内，把持着各个脏腑的家政大权；络脉是经脉上的细小分支，彼此通连直达体表，虽然看不见摸不着，但俨然像个庞大的互联网。穴位是网上的一个个站点，气血是通行在各站的机车，永远高挂"免停"牌，一旦停了，只能由医生来兼任网管了。

经络具体有以下作用：

①联系全身。经络可以把人的内脏、四肢、五官、皮肤、肉、筋和骨等所有部分都联系起来。每一条通路通畅，身体才能保持平衡与统一，维持正常的活动。

②运行气血。气血也要通过经络输送到身体各处，滋润全身上下内外。这是经络的第二个作用。每个人的生命都要依赖气血维持，经络就是气血运行的通道。只有通过经络系统把气血等营养输送到全身，人才能有正常的生理心理活动。

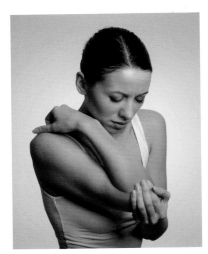

③人体屏障。外部疾病侵犯人体往往是从表面开始，再慢慢向里发展，也就是先从皮肤开始。经络可以运行气血到表面的皮肤，好像砖瓦一样垒成坚固的城墙，每当外敌入侵时，经络便会发挥其抵御外邪、保卫机体的屏障作用。

④反映人体内在情况。疾病也有从内生的，"病从口入"就是因为吃了不干净的东西，使身体内的气血不正常，从而产生疾病。这种内生病首先表现为内脏的气血不正常，再通过经络反映在相应的穴位上。所以经络穴位还可以反映人内在的毛病，中医管这叫"以表知里"。

⑤调气血。人的肝脏只有1/3在工作，心脏只有1/7在工作……如果它们出现问题，我们首先要做的是激发、调动身体的潜能。按照中医理论，内脏跟经络是相通的，内脏出现问题，可以通过刺激经络和体表的穴位调气血。这也是针灸、按摩、气功等方法可以治疗内科病的原因。我们都知道，嘴不但能吃饭，还能吃进细菌，成为疾病感染的途径。经络也一样，它可以运行气血，行使上面说的那些功能，但是人体一旦有病了，它

也是疾病从外向里"走"的路。但只要我们知道了它们的循行规律，就可以利用这一点来预防疾病的发展。这就好比敌人来偷袭，我们知道了他的行军路线，就可以提前做好防护准备。

经络不通的表现：

①疼痛、发冷。经络不通的首要感觉就是疼痛。俗话说：痛则不通，通则不痛。经络不通的第一个感觉就是疼痛，疼痛说明经络不通，继而导致气血不通，产生"冷"的感觉。除了头凉之外，身体其他某些部位发凉，比如最常见的手脚发凉，常常是经络不通的信号。因为人的体温是由气血输送来决定的，气血旺盛，体温才会正常。哪个地方发冷，哪个地方可能经络不通，气血难以到达。

②热。经络不通引起的热主要表现为身体某些部位低热、干燥，或者局部异常出汗。这是体内经络不通，热气不能通过正常渠道散发出去引起的。除了外邪引起的红、肿、热、痛与发热所在的经络不通有关，一般低热可能来自相连的经络。

③麻和木。经络不通进一步的发展就是麻或木。比如我们坐得太久，下肢气血不通，就会疼痛；接着，经络被堵死，气血彻底不通，双腿就会麻木，只有改变坐姿，气血通畅才能恢复知觉。

④肿和胀。经络不通可以是有形的，这就是肿，常由血瘀引起；经络不通也可以是无形的，这就是胀，由气滞引起。

因此，想要气血畅通，就要打通经络。

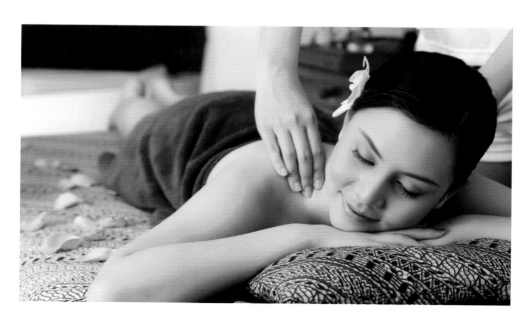

健康小测试：8个细节自测气血是否充足、畅通

人如果气血不足，冬季就很容易手脚冰凉，以下8个细节可以看出你的气血足不足。

眼睛 眼睛清澈明亮、神采奕奕，说明气血充足；眼白的颜色混浊、发黄，就表明气血不足；眼睛干涩、眼皮沉重，也代表气血不足；如果两目呆滞，晦暗无光，是气血衰竭的表现。

耳朵 耳朵色淡白，可能是阳气不足；耳垂上有一条明显斜线纹，说明心气虚；耳鸣和耳聋则都说明肾气虚弱。

头发 头发变白是肝血、肾气衰落的表现。头发出现大量脱落，而且越来越稀疏，就要警惕整个身体的气血问题；头发的生长速度跟肝血相关，肝血充分，头发就有充足的供血，如果肝血不足，头发就长得慢且易干枯。

皮肤 皮肤白里透着粉红，有光泽、有弹性、无皱纹、无斑，代表肺的气血充足；反之粗糙、没光泽、发暗、发黄、发白、发青、发红、长斑都代表身体状况不佳、气血不足。此外，面色苍白代表肾气不足，面色萎黄是肝气不足。

牙齿 牙龈萎缩代表气血不足，当你发现牙齿的缝隙变大了，越来越容易塞牙，就要留意身体的状况了。

手足 手、足的温度是人体气血的直接表现。气血充足则手脚总是温暖的，而手脚冰冷则是气血不足。还可以观察指甲上的半月形，正常情况下除了小指都应有半月，如果没有或只有大拇指上有，说明体内寒气重、气血不足。

声音 声音也是气血的代表。气血充足的人声音洪亮有力。气血不正常，如肝气过盛或肝阳上亢的人常大呼小叫；肝气郁滞的人，会长吁短叹。

睡眠 入睡快、睡眠沉，呼吸均匀，一觉睡到自然醒，说明气血足；入睡困难，易惊易醒、夜尿多，呼吸深重或打呼噜的人，都有气血亏虚的表现。此外，爱睡觉也是气血虚的表现。

养好心肝脾肺肾，气血才能源源不断

五脏六腑、四肢百骸的功能得以正常地发挥，完全依靠气血的濡养，无论是哪种因素引起的气血不足或者消耗过大，造成气血亏虚，都会直接影响五脏六腑功能的正常运行。

心是人体气血的发动机

心主周身脉，气血亏虚后最先影响的就是心脏，心脏的病变主要反映在心脏本身及其主血脉运行功能的失常，以及大脑及其各组织器官的功能失常。临床表现为心悸、心痛、心烦、失眠、多梦、健忘、神志错乱等。根据症状可分为心血虚和气血虚。

造成心气虚的原因大多是人老气衰或者久病失常、疲劳过度等。造成心脏的搏动无力，主要表现为心悸，伴有精神疲惫、气短、身倦乏力、面色苍白、脉虚弱等。体质虚弱，久病失养，年高脏气衰弱，气虚后运行血液没有力量，气血不充，所以会出现面色淡白。

心血虚大多是由于失血过多、久病失养，或者劳心耗血，导致心血不足、心失所养、心律失常，主要表现为心悸、血不养心、心神不安，导致失眠多梦。心血虚后不能濡养大脑及面部，所以会常见头晕、健忘、面色淡白或者面色萎黄，血虚后是血脉空虚，容易导致脉弱无力。

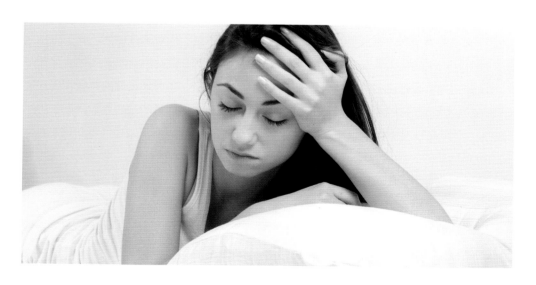

肝是人体内的"红十字血站"

肝脏的主要功能为主疏泄和主藏血，这两方面的功能在肝血、肝气、肝阴、肝阳共同作用产生的过程当中起主要的作用。

肝脏主疏泄，一旦气血失常、生成不足或者消耗过大，使肝脏气血亏虚时，直接导致气机不畅，使肝脏的疏泄功能失常，疏泄不及造成肝气郁结，表现为精神抑郁、困乏无力、胸肋胀满，女性可出现月经紊乱、痛经、闭经甚至不孕等症；疏泄太过容易造成肝气上逆，表现为急躁易怒、心烦失眠、耳目胀痛、面红目赤。

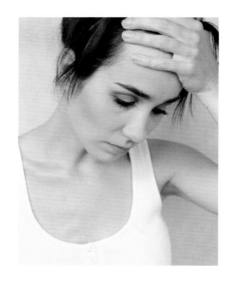

肝主藏血，肝脏气血亏虚后，使肝脏藏血不足，肝血亏虚，肝失濡养，阴不止阳，肝阳上亢，可出现眩晕、头涨、口舌生疮等症。肝血不足，肝脏调节血流量的功能失常，会导致机体众多部位供血减少，脏腑组织失养而产生病变，如血不养眼则两目干涩、视物昏花。血海空虚，子宫失养，则月经量少。肝气虚，则藏血失常，收摄无力，临床表现为吐血、女性月经量过多或者崩漏。

脾是气血生化之源，后天调理就靠它

脾胃为气血的生化之源，脾在气血的生成过程中起着重要的作用，一旦由于气血亏虚影响了脾的正常功能，则会进一步导致气血生成不足，形成恶性循环。除了生化气血，脾脏还有主运化、主升举和主统血的功能。经过胃初步消化的食物必须在生化作用下才能转化为营养物质，再依赖于脾的运化作用输送全身，还要通过脾的布散作用到达脏腑组织，发挥其营养作用；人体内脏位置的相对稳定安全依靠的是脾气的升举作用。脾脏统血的功能体现在控制血液在血管内流动而不溢出血管之外。如果气血充盈，脾脏得到充足的营养，则脾的运化功能强健、升举有力、统血功能健全，常表现为精力充沛、肢体强健有力、面色红润、生机旺盛。如果脾气虚弱，脾生血不足，则导致脾的运化功能减弱，升举无力，统血功能减弱，常可表现为腹胀、吸收不良、精神萎靡、头晕眼花、形体消瘦、面色萎黄、体倦乏力、气短声低等；升举无力会表现为中气下陷、腹部胀坠、内脏下垂等。脾虚导致统血无力或者脾不统血，则表现为长期慢性皮下出血、便血，女性月经量多、崩漏等。

肺主气：活着就得呼吸，呼吸就要靠肺

肺在脏腑中的地位仅次于心。肺主一身之气，助心行血，促进水液输布和排泄，通过肺气和向内运动，使周身含有浊气的血液流经于肺并加以清除，使血液保持洁净；通过气体交换，将富有清气的血液输送至全身，维持呼吸系统正常，辅助心脏推动血液运行，促进水液输布排泄。如果气血不畅，肺气不足，就会影响肺的呼吸功能，则会出现言语低微、疲倦乏力、胸闷、咳嗽、喘促等，从而清气不能吸入，浊气不能排出，全身的脏腑器官得不到营养的供养，四肢百骸得不到濡养，就会出现胸中憋闷胀痛、咳喘无力、心悸、口唇发干、舌质青紫、关节炎、骨质增生等病症。肺气下降还可使津液随之下行，水液输布排泄出现障碍，则汗、尿不能正常排出体外，停聚于体内，则可见咳喘、咳痰、水肿、尿少等症。

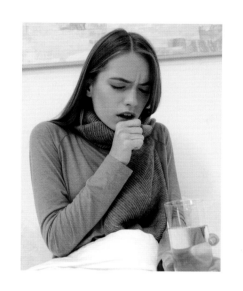

肾主纳气：先天之本很重要

肾主纳气，是指肾有摄纳肺吸入之气而调节呼吸的作用。人体的呼吸运动虽为肺所主，但吸入之气必须下归于肾，由肾气为之摄纳，呼吸才能通畅、调匀。肾为先天之本，肾脏在人的生命活动中起着重要的作用。中医认为，肾主藏精，精为构成人体和维持人体生命活动的精微物质，是生命之源。肾脏还控制着人的生长发育和生殖功能。人体自幼年开始，肾中精气逐渐充盈，形体和智力发育正常，体壮结实，骨骼强健，机智敏捷。如果肾脏气血亏虚，则必定会影响人体的正常发育，小儿表现为发育不良、智力低下等，成年人则表现为形体消瘦、智力减退、脱发、腰膝酸软、精神萎靡、健忘、耳鸣耳聋、反应迟钝等。肾主生殖发育，肾脏气血亏虚后会导致性功能减弱，出现阳痿、早泄等症状。

四季调气血要点

春生、夏长、秋收、冬藏，调气血不是一朝一夕的事，要遵照四季的气候特点，适时调养。

春季升发肝气以养血

春三月，万物生，清内毒，养肝木，防风邪，助阳气，增免疫，保健康。

春天五行属木，而人体的五脏之中肝也属木性。中医养生旨在顺应自然之气，根据节气调养身体。春气通肝，在春天，肝气旺盛而升发，人的精神焕发，可是如果肝气升发太过或是肝气郁结，都易损伤肝脏，从而使气血上涌，严重的时候会引起吐血、呕血，甚至昏厥，也会伤到脾胃，引起脾胃消化功能的失常。到夏季就会发生寒性病变，因而春季养生养肝是重点，把肝这个解毒工厂建设好、经营好，人才不会得病。

从脏腑功能方面讲，肝藏血，肝为人体之"血海"，中医认为'肝为女子之先天，故女子病多缺血'。春季是妇科疾病的好发季节，女性朋友更应该注意春季调养，女性朋友养生，重在调养气血，血虚是很多女性的通病，春季养气血更不能停。

唐代"药王"孙思邈曾讲："春日宜省酸增甘，以养脾气。"按照"药王"所示，春天可适量吃些红枣、蜂蜜之类滋补脾胃的食物；还要多吃蔬菜，如芹菜、菠菜、白

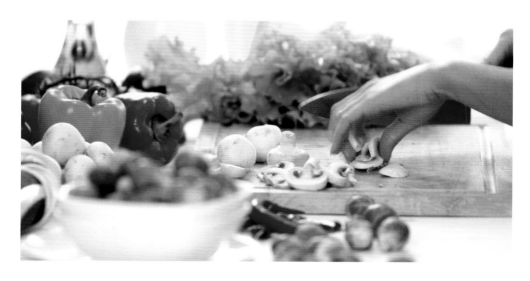

菜、油菜、莴笋、绿豆芽、胡萝卜等，补充维生素、矿物质；也可吃些葱、姜、蒜、韭菜，祛阴寒且助阳气升发。

春天宜食的食品还有山药，山药"温补而不骤，微香而不燥"，具有健脾补胃的作用。晚春气温日渐升高，饮食应注意清淡，不宜进食羊肉、狗肉、麻辣火锅以及辣椒、花椒、胡椒等大辛大热之品，以防体内积热、邪热化火，导致疔疮疖肿等疾病。总之，清淡爽口的饮食利于春季养生。

根据中医的五行学说，春季养肝首先必须柔肝、护肝、疏肝、养血；其次应为度夏做准备，宜健运脾胃。中医验证，除了养

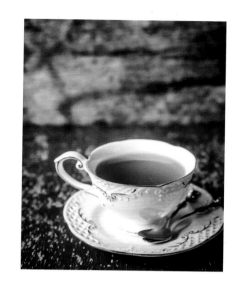

肝的药物，通过各种暖茶的调节也可以实现清肝、柔肝、疏肝、护肝的功效。"是药三分毒"，所以养肝补气血最宜喝暖茶。例如，决明子、红枣、枸杞茶等，有助于肝脏排毒，使身体的气血通畅，而红枣又有补元气和润肤作用，对体质虚冷的人有抵御春寒和养血护肝的双重效果。

立春时节，顺应阳气升发的特点，在起居方面也要相应改变，做到适当地早睡早起，早晨起床后宜做一些轻柔舒缓的运动项目。

立春是春天的开始，此时天气虽然开始暖和，但是以"风"为主气，气候特点是变化较大、忽冷忽热、乍暖还寒，尤其是适逢春雨连绵的时候，更是冷风阵阵，寒气袭人。俗语有云"春捂秋冻""春季不可薄衣"，此时做好"春捂"是顺应春天阳气升发的养生需要，也是一种预防疾病的自我保健良法。由于人们冬天穿戴衣帽较多，故乍暖还寒时对外界天气变化的适应能力下降，尤其是老人、婴幼儿及体弱多病者更难以适应，因此在早春时节要保暖，衣服不可顿减，注意防风御寒，养阳敛阴，老人、婴幼儿及体弱多病者尤其应注意脚部、背部保暖。

在运动调养方面，也是要顺应"升发"的特点，多做伸展运动。宜在柔和的晨光下，在庭院、公园、林荫道等地方进行体育锻炼，可选择散步、慢跑、快步走等，也可多做一些如广播体操等的伸展运动或练习八段锦、太极拳等，既可舒缓身体，又可调理气血。同时，在优美的环境中锻炼还可达到心胸开阔、心情愉快的效果。

立春时节，大地回春，万物更新，人们的精神调摄也要顺应自然界蓬勃向上的生

机，做到心胸开阔，情绪乐观，热爱生活，关心他人，广施博爱，善济仁慈，戒怒戒躁，保持精神愉悦，顺应春季肝气升发的特性，使气血和畅。

夏季养心血以补气

我们每个人，如同落叶树，春天的时候树枝开始发芽，气血开始向外走；到夏季，所有的气血到了外面，所以枝繁叶茂；而秋风一起，树叶一落，气血从外向里走；到冬天，外面的树叶没有了，所有的营养都到根部去了。人也是一样的，春天的时候气血由体内向体表走，到夏天气血都已经到外面了，里面就相对不足了。

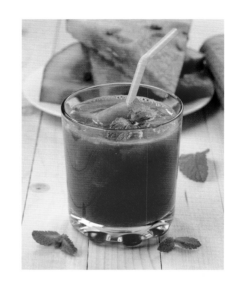

夏天养心安神之品有茯苓、麦冬、小枣、莲子、百合、竹叶、柏子仁等，在饮食方面，应多吃小米、玉米、豆类、鱼类、土豆、冬瓜、苦瓜、芹菜、芦笋、南瓜等，少吃动物内脏、鸡蛋黄、肥肉、鱼子、虾等，少吃过咸的食物，如咸鱼、咸菜等。以下几种夏日常见养心瓜果适宜多食，西瓜除烦止渴、清热解暑；黄瓜皮绿汁多、脆嫩鲜美，含水量约为97%，是生津解渴的佳品；桃子生津、润肠、活血、消积，适用于烦渴、血瘀、大便不畅、小便不利、胀满等症；苦瓜能除热邪、解疲劳、清心明目，工作劳累的人可以多吃些。

生活方面，夏季空调要少开，流汗才健康。老百姓常说"夏天不热，冬天不冷，迟早要坐病"——这是因为，冬天气血闭藏，储藏营养，要为明年的生发做好准备。如果冬天不很好地储藏阴精，春天时容易得热性疾病。冬天冷的时候毛孔处于闭塞状态，有助于气血内收，夏天热的时候毛孔开放，有助于气血往外走，这时候如果经常开空调，代谢不畅，就很容易生病。农村很多上百岁的老人都住平房，因为平房冬暖夏凉，这些老人得地气，能长寿。现在大家都住楼房，用空调，空调出来的是透骨头的冷风，年轻时阳气旺盛可能不觉得，人过中年，再长时间待在空调房里，就会觉得凉气透骨。"虚邪贼风，避之有时"，冬天的热风、夏天的寒风都是与时令季节不同的风，就是"贼风"，对身体健康不利。

同时，夏天要吃好早午饭，睡好子午觉。人和自然界是一个统一的整体，一年四季如此，一天也是如此。脾胃偏弱的人，早上、中午的饭一定要吃好，因为可以借助自然界的阳气促进消化吸收。晚饭切记少吃，别早上、中午都凑合，晚上却吃得过于丰盛。吃得太饱太好，就易得富贵病。《黄帝内经》讲"膏粱之变，足生大疔"，老吃大鱼大肉这些东西，就会出现糖尿病的痈、疽、疔。糖尿病在中国古代叫消渴病，老百姓很少得，都是富家人得。人吃得太好了，不能消化，就会变成内热，出现消渴症状。现在的生活好了，人们天天都吃好的，所以很易导致血糖、血脂升高。

中国人特别强调睡子午觉，子、午就是子时和午时，这是两个很重要的时辰，半夜11时～凌晨1时是子时，这是阴气最盛、阳气初生的时候；中午11～13时是午时，是阳气最盛、阴气初生的时候。阴阳两气只有生才有升，有了升才有化、收、藏，如果在生的时候你就转化了它，那就找不到感觉了。所以，子、午两时的睡眠对人们的健康尤其重要。

秋季润燥以养气血

到秋天的时候，养生之法应该是"早卧早起，与鸡俱兴"，就是说我们的生活规律要跟着鸡走，鸡进窝了人就睡觉，鸡出来了人就起来。这时候，人的气血正好是从外向内收的时候，而白天人的阳气都在外面，晚上阳气归于内，如果按照"与鸡俱兴，早卧早起"的生活方式，那么人的气血就会保持良好状态。俗话有"一夏无病三分虚"之说，因此在秋季应该注意适当进补，在饮食上遵守少辛增酸的原则，以养肝气，以温、淡、鲜为宜，不吃过冷、过辣、过黏的食物，多食芝麻、核桃、糯米、 蜂蜜、乳品、梨、甘蔗等食物，百合莲子粥、银耳冰糖粥、红枣糯米粥、黑芝麻粥等都是秋令饮食佳

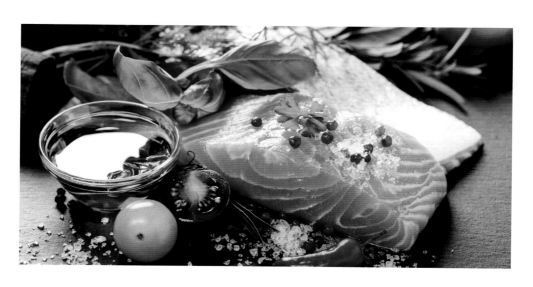

品。

在水果中，秋季食养首选梨，梨有"百果之宗"的美誉，入肺、胃经，具有两大效用，一是滋阴润肺，二是清热化痰，生食或捣汁饮服，或熬膏调服都可，古代就有针对秋燥的饮食良方——"朝朝盐水，晚晚蜜汤"。白天喝点盐水，晚上则喝蜜水，这既是补充人体水分的好方法，又是秋季养生、抗拒衰老的饮食良方。

冬季藏精以养气血

按中医理论，冬季是匿藏精气的时节。由于气候寒冷，人体对能量与营养的要求较高，而且消化吸收功能相对较强，为了适应机体的需要，必须多吃富含糖、脂肪、蛋白质和维生素的食物。适当进补不但能提高机体的抗病能力，还可把滋补品中的有效成分储存在体内，为明年开春乃至全年的健康打下基础。

冬季食补佳品有胡桃肉、桂圆、牛肉、狗肉、红枣、莲子、羊肉、栗子、花生、黑木耳、豆浆等。冬三月忌食和少食绿豆、生藕、香蕉、莼菜等。另外，由于白酒具有调和气血、舒筋活血、抵御风寒的功效，加入补益强壮的人参、鹿茸、海马、杜仲、肉桂等中药服用，更具有温补健身之效，不过切记要适度。

传统养生学强调，人体要"顺应自然"，即人生于天地之间，其生命活动要与大自然的变化相一致，并根据四季气候变化改变日常的生活规律。《黄帝内经》中说"冬三月，此谓闭藏""早卧晚起，必待日光"，也就是说，从自然界万物生长规律来看，冬季是一年中的闭藏的季节，人体新陈代谢相对缓慢，阴精阳气均处于藏伏之中，机体表现为"内动外静"的状态，此时应注意保存阳气，养精蓄锐。尤其是老年人，一般都气血虚衰，冬季的起居更应早睡晚起、避寒就暖，绝不提倡"闻鸡起舞"，而应该和太阳一起起床。

在冬季，可根据自己的体质、爱好，安排一些安静闲逸的活动，如养鸟、养鱼、养花，或练习书法、绘画、棋艺等。如果进行室外锻炼，运动量应由小到大，逐渐增加，以感到身体热量外泄微汗为宜。恰当的运动会让人感到全身轻松舒畅、精力旺盛，体力和脑力功能增强，食欲、睡眠良好。

冬天天气寒冷，还需注意保暖，预防感冒、冻疮等疾病的发生。在寒冷的环境中待得过久，如骑车外出，回家后要马上用温热水浸泡受冻较重及局部受压的部位，或用揉擦按摩的方法加强局部的摩擦及运动，以迅速改善局部的血液循环。此外，寒冷的冬天里，洗个热水澡可以洗去一身的疲劳，是一件很惬意的事，同时还有一定的养生作用。

不同人群气血调养有区别

儿童

　　小孩子气血不足可以从平时的生活习惯入手进行调理，达到改善的作用。平时应该给小孩子养成早睡早起、经常运动的习惯，陪他多多晒太阳，不要给孩子吃辛辣刺激的食物，平时可以多给孩子吃一些补气血的东西，可以多给孩子煲汤喝，汤里面放上少量补气血的当归、枸杞、山药、红枣等食材可以很好地改善气血不足的现象。

　　此外，气血不足的小孩还可以试试蜜汁花生枣汤：取100克的红枣和花生米，花生米先用温水泡一会儿，然后和红枣一同加水用小火熬至熟软，最后放入蜂蜜煮至黏稠便可。在这款食疗品中，红枣可以补气，花生则能够补血，加入蜂蜜还可以达到补气效果，让气血不足的小朋友的脸色变得红润。

　　小孩气血不足，家长们要注意孩子的饮食，供给的食物一定要结合小儿年龄、消化功能等特征。营养素要齐全，其量和比例要恰当，食物不宜过于精细、过多含糖、过于油腻，调味品不宜过于浓烈以及带有刺激性。其品种要多样化，烹调时不要破坏营养素，并且做到色、香、味俱佳，以增加小儿食欲。

　　饮食上建议注意补充营养，多吃促进血液循环的食物，如芝麻、菠菜、花生、豆腐、新鲜鱼类、大蒜、青葱等。牛肉中富含蛋白质、脂肪、维生素B_1、维生素B_2、氨基

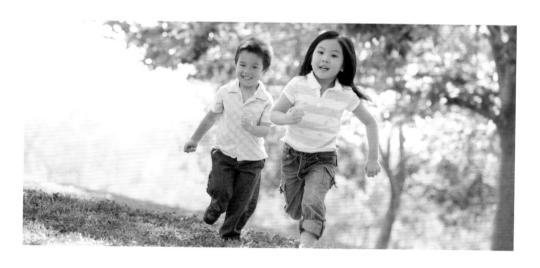

酸、铁质等，也是不错的营养食物。多食用一些补血的食物，如猪肝、大枣、花生、藕等。多吃新鲜蔬菜、水果等富含维生素C的食物，有助于食物中铁的吸收。由于每一种食物都不能供给人们所必需的全部营养成分，所以膳食的调配一定要平衡。

女人

好气色能为女人增添不少光彩，我们常夸人"面带红光"，这便是气色充盈的一种外在表现。然而在现实生活中，我们也常常听到不少女性感叹自己的气色不佳，而且女人具有特殊的生理变化，过了黄金年龄之后，容颜极易衰老，气色也极易变差。所以，女人要想靓丽永驻，就得长期坚持保养。

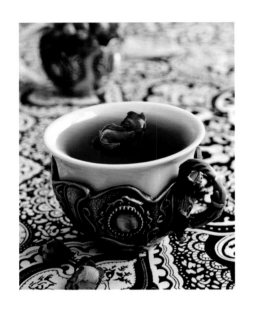

1.女性养颜必有气

中医认为，脸色暗黄是营养不良导致的结果。生活中的许多女人常常自觉气色不好，上医院检查却又发现不了什么大的毛病。其实，导致女人气色不好的原因很多，例如肝胆变化、结核病、肾气亏损等。对于面色萎黄的人，《本草纲目》中就提供了很多对症的药材，如当归、桂圆、红枣。当归"性温、味甘，能补一切虚损及劳损"；桂圆能补体虚，具有健脾开胃、治疗厌食及强健体魄的功效；红枣，主治邪气，更有益气之疗效。

一般说来，若女性脸色潮红，并伴随有心烦、盗汗、失眠、手心或足心发热等症，往往是阴虚内热所造成的，有这类症状的女性应注意饮食中营养的搭配，并注意休息好。这类人可常吃鸭肉，《本草纲目》记载"鸭与豆豉、葱同煮，可除心中烦热"；若久虚发热，则"取黑鸭白鸭的血，加温酒饮用"。

若是营养不良或是贫血，则表现为面色苍白或带暗黄色，这类人群经常伴有头晕、失眠、经量少等症状，指甲往往呈淡色。对这类人来说，应该多食一些补血的药膳，注意加强营养，藕、乌骨鸡、枸杞、海参、鲜笋这些东西都可以多吃。中医一直以来都认为藕是一种非常好的滋补食品，生吃可清热，熟吃能补气益血，特别适合贫血及脾胃不佳者，经常食藕，能让女人气色越来越好。

如果是肾气亏损的人，则常伴有耳鸣、晕眩，并常常觉得发冷、腰膝酸软，脸色常常暗淡无光或是发黑发灰。《本草纲目》中亦提供了诸多对症治疗面色灰黑的药材，如何首乌、巴戟天、鲈鱼等。何首乌，能补血益气，凡肾虚者皆可食用。《本草经》中记载"巴戟天，为肾经血分之药，盖补助元阳则胃气滋长，诸虚自退，其功可居萆薢、石斛之上"，巴戟天还具有安五脏、补中益气的疗效。鲈鱼则能益筋骨，更能补肝益肾。

2.女人养颜必有血

中医认为，血是构成并维持人体生命活动的基本物质之一。血生于脾，藏于肝，主于心，内营脏腑，外养皮肤。血是靠气推动的，气有行血、化血、载血等诸多功能。中医还讲，气虚则血亏，气滞则血瘀，气乱则血崩，气逆则血拂，气陷则血脱。总体而言，只有气血运行正常，女人才能永葆健康美丽。

女人往往一过三十，脏腑功能就会变得大不如前。脏腑功能减弱，那么气血功能也会随之减弱，再加上经、带、胎、产、哺，每一项都要耗损血气，所以女性的脸上总是会比男性更易出现气血不足的样子，比如脸色苍白、口唇无华、眼圈发黑、皱纹细密。当然，就算有这样的情况发生，我们也不能眼巴巴地看着自己身体的功能一天天衰退下去，我们要有自觉补血的意识。

所谓"药补不如食补"，女人补血养血最根本的方法还是要食养，要均衡摄入动物肝脏、蛋黄、谷类等富含铁质的食物。如果食物中的铁质含量不高或严重缺乏，就要马上补充。同时，维生素C能帮助人体吸收铁质，也能优化人体造血功能，所以也要充足地摄入。许多蔬菜如黑木耳、紫菜、发菜、荠菜以及黑芝麻、藕粉里的铁质含量都很高，适合女性多吃。此外，蛋白质、微量元素（如铁元素）、叶酸、维生素B_1都是"造血原料"，含有这类元素的食材也应多吃；豆制品、动物肝脏、鱼、虾、鸡肉、蛋类、红枣、红糖、桑葚、花生、核桃仁，都是非常不错的补血食材。

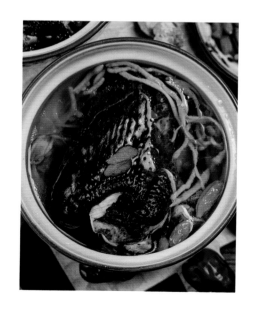

药养也是不错的选择。药养即食用具有养血、补血、活血功效的药材所做的药膳，常用的补养气血的药材有黄芪、人参、党参、当归、白芍、熟地黄、丹参、

首乌、枸杞、阿胶、红枣、桂圆。常用的补养气血的方剂有四物汤、保元汤、人参归脾汤、十全大补汤。这些药是两用的药草，既可以互相搭配制成各种药膳，又可以与各种西药进行搭配，调理各种虚损症状。

中医认为，若情志不畅、肝气郁结，则使血液耗损。所以，女性保养气血宜心平气和，不宜伤心动怒、悲观忧郁。维持平和的心态、愉悦的心情、开朗的态度，不仅能让人的免疫力得到提高，有利于人的身心健康，还能促进体内骨骼里的骨髓造血功能旺盛起来，让你看上去面色红润，皮肤白里透红。

这里提到的睡养，并不是提倡一味地睡觉。若作息极不规律，且日夜颠倒，睡得越多，不仅会导致面容憔悴，更让人看上去面目肿大，没有精神。所谓睡养，便是要求人生活规律、起居有时、劳逸结合、娱乐有度、性生活有节、睡眠充足、少烟少酒，做到这些对女性的经血顺畅以及抗老防衰都会有很大的帮助。

此外，女人在经期因失血过多会使血液中的主要成分血浆蛋白、钾、铁、钙、镁等流失。因此，在月经结束后的1~5日内，应多补充蛋白质、矿物质及补血的食品，如牛奶、鸡蛋、鹌鹑蛋、牛肉、羊肉、菠菜、樱桃、桂圆肉、荔枝肉、胡萝卜等，不仅能补血，而且还有美容作用。

男人

说起补气血，很多人都知道女人是需要补气血的。只有气血好了，才能面色红润，但是有些人并不知道男人也是需要补气血的。和女人一样，男人如果出现了气血不足，就会影响日常的身体健康，因此他们也要像女人一样，时刻保护自己的身体，注意补气血。男人补气血一般是出现气血不足的时候。男人气血不足，通常表现为：

①睡觉。入睡困难，受到惊吓容易醒来，没有夜间小便，呼吸困难或打鼾，表明身体血液不足。

②打鼾。当男性身体健康时，他的呼噜声不大。当他们厌倦或饮酒时，打鼾的声音会显著增强。所以呼噜声逐渐变大，也是身体缺乏气血的象征。

③指甲。当你的指甲上出现竖纹时，保持警惕。这是身体老化的象征，表明身体血液较少，身体透支。

④眼。由男性肾虚引起的气血不足，通常表现为眼睛不亮、容易分心。眼白变得浑浊、发黄、有血丝，眼睛干涩。体重沉重，表明血液不够。

⑤皮肤。皮肤有光泽，有弹性，肤色呈粉红色，没有皱纹，没有斑点代表气血健旺。皮肤粗糙，没有光泽，长斑均代表健康状况差和气血不足。

导致男性气血不足的原因有很多，比如脾胃虚弱，失血过多，饮食不足，肾气亏虚，劳作过度等。

①脾胃虚弱。产生血液的基本物质主要来源于脾胃微妙的"中间谷"。脾胃功能强大，可以将摄入的水分转化为血液如果饮食不足，脾胃虚弱，功能减弱，微妙不足，生化被动，可引起其他器官功能障碍。

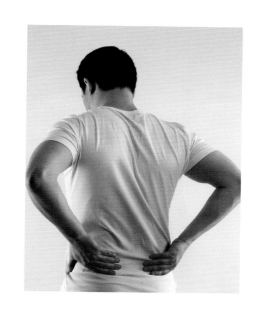

②失血过多。过度的创伤性失血或其他慢性失血综合征可导致血虚。另外，出血会导致血液长时间滞留、静脉不清，一方面会造成再出血，另一方面也会影响新生血液的生成，进而导致血液不足。

③饮食不足。人体器官由气血和体液滋养。气血、体液依靠水谷精微来补充。有专家表示："如果你多吃些食物，可以产生血液，如果你少吃，你的血便不会诞生。"如饮食不足，长时间饥饿，必然会导致血液不足。另外，虽然食物量充足，但造血原料的缺乏也会导致缺乏足够的血液和生物化学来源，导致出现血虚和其他疾病。

④肾气亏虚。肾精不足，营养不良，可能会导致肾虚，而肾虚者，多缺乏血液。

男性补气血平时要注意多吃富含维生素A、胡萝卜素以及维生素B_2的食品，同时选用含磷脂高的食物以健脑，如蛋黄、鱼、虾、核桃、花生等；还要有意识地多选用保护眼睛的食物，如鸡蛋，动物的肝、肾，胡萝卜，菠菜，小米，大白菜，番茄，黄花菜，空心菜，枸杞等。饮食上要远三白（糖、盐、猪油），近三黑（黑芝麻、蘑菇、黑米）。

中草药也可以调理男性气血的不足，具有补血作用的中药包括当归、川芎、红花、熟地、桃仁、党参、黄芪、何首乌、栀子、山药、阿胶、丹参等。

同时，男性调气血应该注意规律饮食，按时吃饭，不要暴饮暴食；饮食宜清淡，少食辛辣、煎炒、油炸等不易消化和刺激性的食物和烈酒。

老年人

因为身体机能的下降，大多数的老人都存在气血不足的问题，因此，老年人更应该注重调养气血。

1.饮食方面

要多吃些健脾养胃的食物，如桂圆肉、山药、胡萝卜、红薯、芋头、菠菜、小米、玉米、银耳、香菇、鹌鹑蛋、桑葚等。

宜多吃一些补益气血的食物，例如鸡肉、鸽肉、牛肉、红枣、核桃、芝麻、葡萄、莲藕、鳝鱼、山药等。

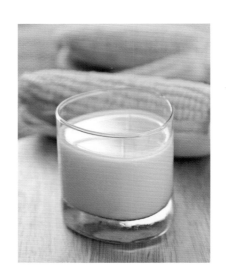

有些女性不爱吃肉和新鲜蔬菜，爱吃糖果、糕点，这种偏食习惯造成铁摄入不足，导致情绪急躁易怒。应适量食用一些含丰富铁质的动物性蛋白质食物，如瘦牛肉、猪肉、羊肉、鸡、鸭、海鲜等。

忌吃耗气破血的食物，如桃仁等，也不能吃寒性食物，如苦瓜、苦丁茶等。不宜吃橙子、柿子等水果，因含较多的鞣质，极易与铁质结合，阻碍机体对铁的吸收，影响造血，而且还能引起便秘。

忌吃或少吃性凉的食物，如生冷饮品、冰西瓜、香蕉、苦瓜、生萝卜、生马蹄。忌吃涩血的食物，如花生仁、石榴等。

2.生活方面

运动是调养必不可少的一个环节。平时可练习瑜伽、太极拳、保健气功等舒缓运动。传统中医学认为"久视伤血"，所以长时间坐在电脑前工作的人，应该特别注意眼睛的休息和保养，防止因为过度用眼而耗伤身体的气血。

经常做头部、面部、脚部保健按摩，并坚持艾灸关元、气海、足三里、三阴交等穴位，可消散瘀血。

辰时是上午7~9时，此时胃经值班，一定别让它闲着。你的胃已经等了整整一个晚上，所以，每天一定要早起吃早餐，而且要多吃一些、吃好一些。每天此时调理胃经最好，以启动人体的发电系统。

尽量早睡，最好在晚上10点左右开始入睡是比较好的选择，因为尽早进入深度睡眠对你体内的排毒及生理系统的休整有着至关重要的作用。在休息好，体能、器官正常运行的前提下进行饮食上的调理，这才有作用。

避开补气血的误区

于气虚体质的人来说，补气血固然重要，主动调养气血本来也是好事，但由于人云亦云，方法不对，也因此会出现不少问题。避开补气血的误区，能让你事半功倍，调养好气血。

只有女人才需要养气血

在90%以上的人眼里，补气血是女人的事，甚至更无知一点说是产后妇女的事。虽然由于生理的原因，女人比男人更容易血虚，但并不能因此说补气血是女人的专利。在临床上，男人得虚证的也不少。老年多虚证，久病多虚证，其他如先天不足、烦劳过度、饮食不节、饥饱不调等，皆能导致虚证，所以男人也要注意补气血。

运动能增加气血能量

运动会打通经络，强化心脏功能，提高清除体内垃圾的能力，但是不会增加人体的气血能量。运动对健康的影响，主要是加快血液循环的速度，可以使一些阻塞的经络畅通，特别是对于心包经的打通有很好的效果。心包经的通畅，可以强化心脏的能力，提升人体的免疫功能，也会加快人体的新陈代谢，加快人体废物的排除。体育运动多种多样，有缓和的，有剧烈的；有以健身为主的，有以竞赛为主的；有以表现为主的，有以竞技为主的；有我国传统的，有国外传入的；等等。中医强调辨证论治，其意思就是强调个体差异。不同的年龄、不同的体质，应进行不同的体育运动。

黑色食物一定能补血

我们经常看到这样的宣传——黑色食物补肾、补血，如黑芝麻、黑豆、黑米、黑木耳、海带、紫菜、乌鸡等。其实并不尽然，温热是补，寒凉是泻。黑米、乌鸡性平，补血、补肾效果明显；黑芝麻性平，补肾，补肝，润肠，养发；黑豆、黑木耳性平，补肾，活血，解毒；海带、紫菜性寒，夏天可以经常吃，冬天尽量不要吃。所以，任何食物补还是不补，一定要看食物的属性，而不是根据颜色排资论辈。

寒凉的食物不能吃

并不是所有的寒凉食物进入肚子里都会对身体产生负面影响，只要与人的体质、吃的季节相适宜，便能起到中和、平衡的作用，就可以吃。比如夏天，人体大量出汗，而适量吃些大寒的西瓜，能除燥热，又能补充人体内因出汗过多而丢失的水分、糖分，这时的西瓜对身体来讲就能起到协调、补血的作用，而天冷时吃西瓜就容易导致血亏。寒、热食物要搭配着吃，比如吃大寒的螃蟹时，一定要配上温热性质的生姜，用姜去中和蟹的寒凉，这样就不会对身体有任何的伤害，还利于蟹肉的消化、吸收。

蔬菜水果不可以补铁

进行补血的时候，很多人以为多吃水果对补血没有什么功效，其实，这也是一种严重的误区。多数人不知道多吃蔬菜、水果对补铁也是有用的。蔬菜、水果中富含维生素C、柠檬酸及苹果酸，可与铁形成络合物，从而使铁在肠道内的溶解度提高，引进人体对铁的吸收。

要多吃补血铁剂或食物补血

补血的时候，要在医生的建议下进行，不然也是很容易造成严重后果的。人体造血需要大量铁元素，而补血的铁剂能够快速地缓解缺铁性贫血的症状，但是，不能多吃。

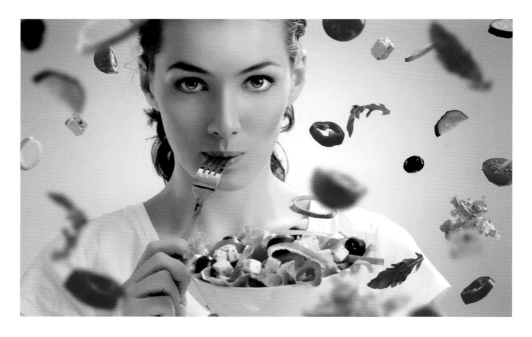

如果一次摄入过多的铁，就有可能造成铁中毒。轻微者会出现头晕、恶心、腹泻、休克的症状，严重者会昏迷死亡。所以，补血时，我们应该循序而补，遵循"小量、长期"的原则，避免铁中毒，如果是服用铁剂，应该在医生嘱咐下使用。

贫血要多喝牛奶

牛奶是我们保持健康不可缺少的食物，但是，牛奶也并不是一种万能的饮食。不少人会以为牛奶营养丰富，对贫血的人有帮助，能够促进铁的吸收，但是，事实恰恰相反。牛奶不能促进人体对铁的吸收，还会妨碍人体对铁的吸收。在食用补铁食物或者补血剂时，应避免与牛奶或者其他碱性物质同时食用，不然会降低胃肠道内已有的含铁量。

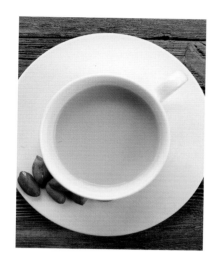

吃猪肝就可以补气血

有很多人认为猪肝可以补气血，从而吃了很多的猪肝。事实上，猪肝的确可以解毒，但是它并不能补气血。它具有的补血功能比较弱，吃猪肝也不一定能达到补气血的目的。

红糖水补血

有很多女人在月经结束之后都会泡红糖水来喝，认为这样就可以补血，这其实是一个错误的想法。红糖水并没有补气血的功能，红糖的成分不纯的话，它就失去补气血的功能了。

只吃红枣就能补气血

红枣是我们最常见的一种补气血的食物了，很多人以为单吃红枣就可以补气血，这也是一个错误的做法。红枣是可以补气血，但是单单只吃红枣会引起肥胖，因此大家在用红枣补气血的时候，还要吃其他的食物。

女人都希望自己有好的气色，有很多女人在月经结束之后，或在孕期或者其他的时候，都会采用各种方法来补血，而网上也流传了各种补气血的方法，这让很多女人在补气血的时候掉入了误区当中。希望大家日后不要盲目地补气血了。

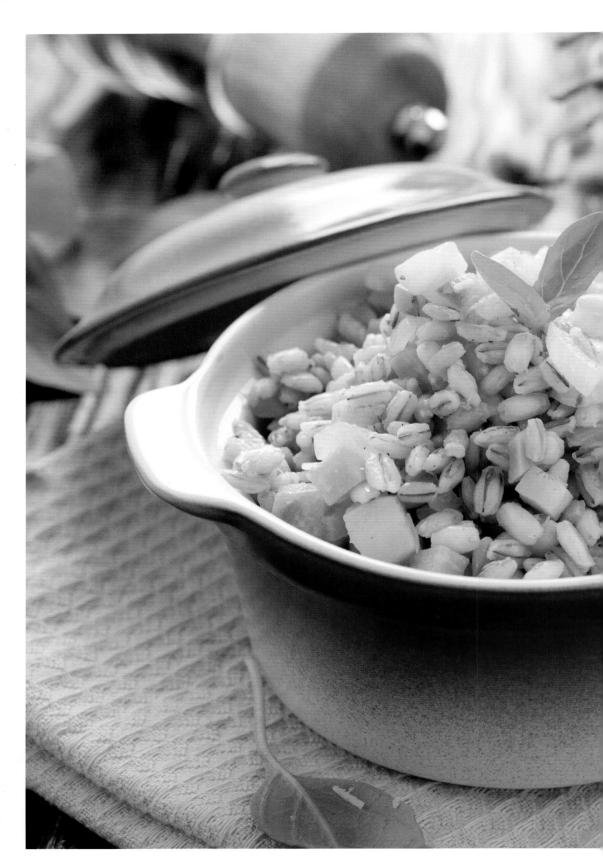

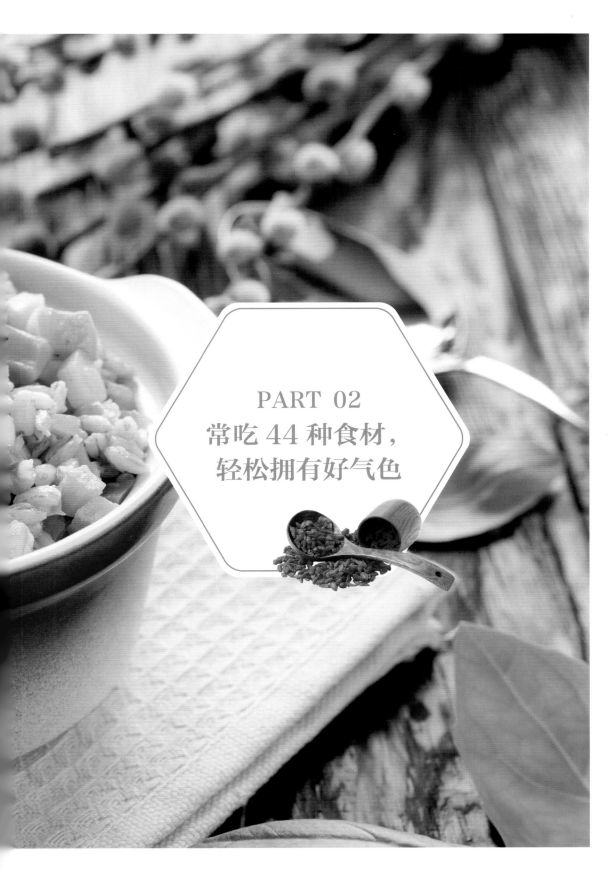

PART 02
常吃 44 种食材，
轻松拥有好气色

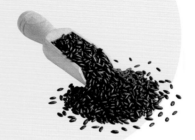

黑米

益气补血 | 推荐用量
每餐50克

性味归经

性平，味甘。归脾、胃经。

食养功效

每100克所含基础营养素	
热量	333千卡
糖类	72.2克
蛋白质	9.4克
脂肪	2.5克
膳食纤维	3.9克

◎1千卡≈4.186千焦

黑米富含锰、锌、铜等无机盐，更含有普通大米没有的维生素C、叶绿素、花青素和胡萝卜素等成分，所以黑米的营养价值比普通大米要高得多。黑米具有健脾开胃、补肝明目、滋阴补肾、益气强身、养精固肾的功效，是补气补血、抗衰美容、防病强身的滋补佳品。它能明显提高人体血红蛋白的含量，有利于心血管系统的保健，还能降糖降压、益肾抗衰和预防动脉硬化。

黑米含B族维生素、蛋白质等，对于脱发、白发、贫血、流感、咳嗽、气管炎、肝病、肾病患者都有食疗保健作用。黑米适合头昏、眩晕、贫血、白发、眼疾、咳嗽等患者及产妇服用；但火盛热燥者忌食。

食用注意

❶ 黑米性平、味甘，能健脾补血，适合体虚、贫血者食用，尤其适合产后出血的女性食用，但是消化不良的人不要吃未煮烂的黑米，病后消化能力弱的人也不宜急于吃黑米，可吃些紫米来调养。

❷ 优质的黑米要求粒大饱满、黏性强、富有光泽，很少有碎米和爆腰（米粒上有裂纹），不含杂质和虫蛀。如果取几粒黑米品尝，优质黑米味甜，没有异味。黑米要保存在通风、阴凉处。如果选购袋装密封黑米，可直接放通风处即可。散装黑米需要放入保鲜袋或不锈钢容器内，密封后置于阴冷通风处保存。

食补搭配

黑米+黑芝麻

二者均有滋补肝肾、润发养颜的功效，搭配食用能乌发、润肤、美容、补脑益智、补血。

黑米核桃黄豆浆

🍚 材料

黑米20克，水发黄豆50克，核桃仁适量

🍲 做法

1. 将黑米倒入碗中，放入已浸泡8小时的黄豆，注水，洗净，倒入滤网沥水。
2. 把洗净的食材倒入豆浆机中，放入核桃仁，注水，开始打浆。
3. 待豆浆机运转约20分钟，即成豆浆，断电，滤取豆浆，倒入杯中，即可。

☕ 功效

此豆浆具有益气补虚、滋阴养血、补肝益肾的作用，适合气血两虚的人食用。

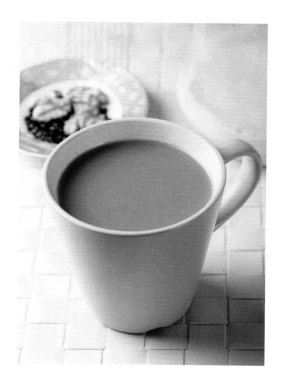

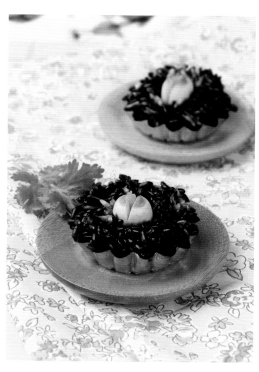

黑米莲子糕

🍚 材料

水发黑米100克，水发糯米50克，莲子适量，白糖20克

🍲 做法

1. 碗中倒入黑米、糯米、白糖，拌匀。
2. 将拌好的食材倒入模具中，再摆上莲子，将剩余的食材依次倒入模具中。
3. 电蒸锅注水烧开上汽，放入米糕。盖上锅盖，调转旋钮定时蒸30分钟，将米糕取出即可。

☕ 功效

本品健脾益气、安神助眠，能缓解气虚所致烦躁失眠、神经衰弱的症状。

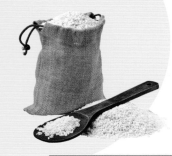

糯米

健脾益气 | 推荐用量
每餐80克

性味归经

性温，味甘。归脾、肺经。

每100克所含基础营养素	
热量	348千卡
糖类	78.3克
蛋白质	7.3克
脂肪	1克
膳食纤维	0.8克

食养功效

糯米有补中益气、暖脾胃、止腹泻的作用。糯米能够补养体气，主要功能是温补脾胃，还能够缓解气虚所导致的盗汗，妊娠后腰腹坠胀，劳动损伤后气短乏力等症状。

糯米适宜贫血、腹泻、脾胃虚弱、神经衰弱者食用。不适宜腹胀、咳嗽、痰黄、发热患者。糯米适合脾胃气虚、常常腹泻者食用；但请注意，儿童、糖尿病、体重过重或其他慢性病如肾脏病、高血脂者少食、忌食。

食用注意

❶ 糯米所含淀粉为支链淀粉，所以在肠胃中难以消化水解，如果患有胃炎、十二指肠炎等消化道炎症者，应该少食。老人、小孩或病人也宜慎用。

❷ 糯米年糕无论甜咸，其糖类和钠的含量都很高，对于有糖尿病、体重过重，或其他慢性病(如肾脏病、高血脂)的人要尽量少吃。

❸ 糯米以放了三四个月的为最好，因为新鲜糯米不太容易煮烂，也较难吸收佐料的香味。将几颗大蒜头放置在米袋内，可防止米因久存而长虫。

食补搭配

糯米+莲藕

二者搭配食用，有调和气血、清热生津的功效，适合气血虚弱者食用。

糯米+红枣

有清热补虚、止血安胎的功效。

莲子糯米糕

🥟 材料

水发糯米270克，水发莲子150克，白糖
适量

🥣 做法

1. 锅中注水烧热，倒入洗净的莲子煮25
   分钟，捞出，剔除芯，碾成粉末。
2. 加入糯米混合均匀，注入少许清水，
   再装入蒸盘中，铺开、摊平，待用。
3. 蒸锅烧开，放入蒸盘，用大火蒸约30
   分钟，取出放凉，盛入模具中修好形
   状，再摆盘，脱模，撒上白糖即可。

☕ 功效

有补脾止泻、养心安神的功效。

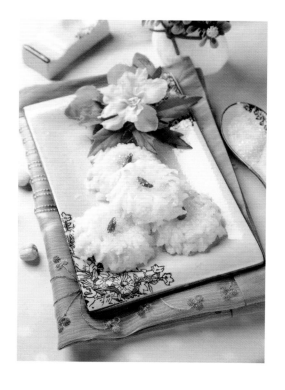

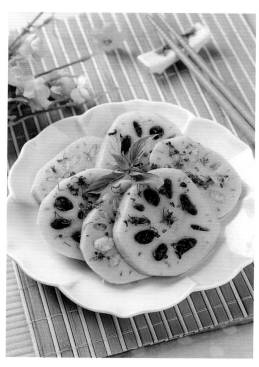

双拼桂花糯米藕

🥟 材料

莲藕250克，熟糯米、熟黑米各100克，
红糖、白糖各15克，糖桂花15克

🥣 做法

1. 洗净的莲藕切片。
2. 取莲藕，分别塞入糯米、黑米。
3. 锅中注水，放入糯米藕，加入红糖拌
   匀至溶化；另起锅注水，放入黑米
   藕，加入白糖拌匀至溶化。
4. 将糯米藕和黑米藕放入蒸盘，撒上糖
   桂花，入蒸锅蒸熟即可。

☕ 功效

具有清热解毒、补中益气的功效。

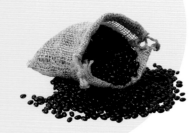

黑豆

祛风除痹

推荐用量
每餐30克

性味归经

性平，味甘。归心、肝、肾经。

食养功效

每100克所含基础营养素	
热量	381千卡
糖类	33.6克
蛋白质	36克
脂肪	15.9克
膳食纤维	10.2克

黑豆含大量维生素、蛋白质、矿物质、微量元素、花青素等物质，有消肿下气、润肺去燥、活血利水、祛风除痹、祛风除湿、活血、补血安神的功效。黑豆含有丰富的维生素E，能清除体内的自由基，减少皮肤皱纹，达到养颜美容的目的；此外，其内丰富的膳食纤维，可促进肠胃蠕动，预防便秘。

食用注意

❶ 清洗黑豆时只需用清水去除浮皮脏污即可。泡发好的黑豆最好立即烹制，以免变质。

❷ 儿童及肠胃功能不良者不宜多吃，消化不良、气管炎、尿毒症患者忌食黑豆。

❸ 生黑豆中含有胰蛋白酶抑制剂、血球凝集素等抗营养因子，会妨碍蛋白质的消化、吸收。而且生豆中含有较多的皂甙类物质，会刺激消化道黏膜，可引起恶心、呕吐、腹胀、腹泻等反应。但这些物质在高温中会被破坏，因此黑豆一定要充分煮熟后食用。

❹ 黑豆中的棉籽糖和水苏糖在大肠中会被肠道细菌分解，产生气体，引起腹胀，所以黑豆不可一次吃太多，以防引起不适。

食补搭配

黑豆+鲤鱼

黑豆有补血活血、调中下气的功效，鲤鱼有滋阴补肾、祛湿利水、消肿下气、补血催乳的功效，二者搭配食用可达到补肾补血、补血催乳的功效。

黑豆+红枣

黑豆补肾补血、活血，红枣补中益气，二者搭配食用补肾补血功效更强。

红枣黑豆粥

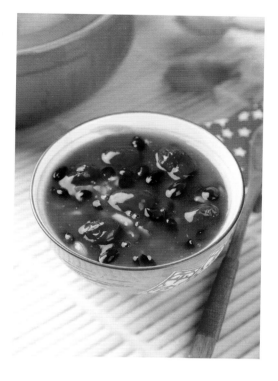 材料
水发黑豆100克，红枣10克，白糖适量

做法
1. 砂锅注水烧开，放入泡好的黑豆、红枣，搅匀，用大火煮开。
2. 加盖，用小火煮1小时至粥品熟软浓稠。
3. 揭盖，关火后倒入白糖，搅匀至白糖溶化，盛出粥品，装碗即可。

功效
有补脾益肾、补血养颜的功效。

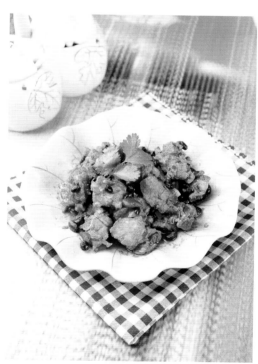

酱香黑豆蒸排骨

材料
排骨350克，水发黑豆100克，姜末5克，花椒3克，盐2克，豆瓣酱40克，生抽10毫升，食用油适量

做法
1. 将洗净的排骨装碗，倒入泡好的黑豆，放入豆瓣酱、生抽、盐、花椒、姜末、食用油，拌匀腌渍20分钟。
2. 将腌好的排骨装盘，放入烧开的蒸锅，蒸40分钟至熟软入味。
3. 揭盖，取出蒸好的排骨即可。

功效
有滋阴壮阳、益精补血的功效。

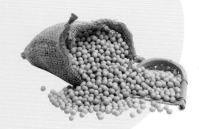

黄豆

健脾益气 | 推荐用量 每餐40克

● 性味归经

性平，味甘。归脾、大肠经。

每100克所含基础营养素	
热量	359千卡
糖类	25克
蛋白质	35克
脂肪	16克
膳食纤维	15.5克

● 食养功效

黄豆具有健脾、益气、宽中、润燥、补血、降低胆固醇、利水、抗癌之功效。黄豆中的各种矿物质对缺铁性贫血有益，而且能促进酶的催化、激素分泌和新陈代谢。

黄豆脂肪中不饱和脂肪酸的含量在80%以上，不含胆固醇，主要为亚油酸、油酸、亚麻酸等，所以常吃黄豆可降低血液中胆固醇的含量，阻止动脉粥样硬化和血栓形成。黄豆中的大豆异黄酮是一种雌激素类似物，能够双向调节人体内的雌激素含量，既补充不足又不会使体内雌激素含量过高。

● 食用注意

❶ 黄豆中含有胰蛋白酶抑制剂、脂肪氧化酶、磷脂酶和血球凝集素等抗营养因子，这些物质进入人体后会阻碍蛋白质和不饱和脂肪酸等的消化吸收。这些物质在加热、发芽和发酵过程中会被破坏，所以食用黄豆一定要充分煮熟，也可选择黄豆芽或豆豉等低盐发酵制品。

❷ 颗粒饱满、大小颜色一致、无杂色、无霉烂、无虫蛀、无破皮的是好黄豆。将黄豆晒干，再用塑料袋装起来，放在阴凉干燥处保存。

● 食补搭配

【 黄豆+胡萝卜 】

黄豆中的蛋白质含量丰富，其中所含的钙、磷对预防小儿佝偻病、骨质疏松症有效，胡萝卜中蛋白质也丰富，故二者搭配食用有助骨骼发育。

姜汁豆浆

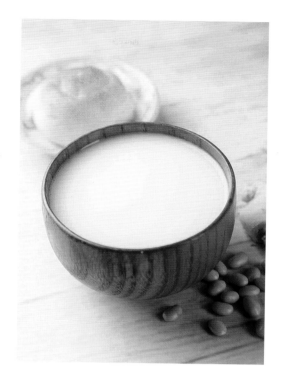

🍅 材料

生姜片25克，水发黄豆60克，白糖少许

🍲 做法

1. 将已浸泡8小时的黄豆倒入碗中，加入适量清水，搓洗干净，沥干水分。
2. 把洗好的黄豆倒入豆浆机中，倒入姜片，加入适量白糖，注水至水位线。
3. 盖上豆浆机机头，开始打浆，待豆浆机运转约15分钟，即成豆浆，倒入滤网，滤取豆浆即可。

🍵 功效

具有发汗解表、温中止呕、温肺止咳、解毒等功效。

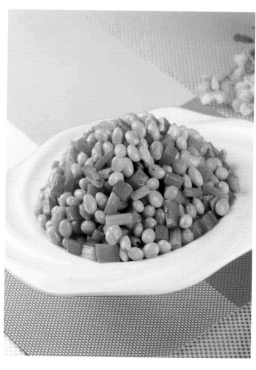

芹菜炒黄豆

🍅 材料

熟黄豆220克，芹菜梗80克，胡萝卜30克，盐3克，食用油适量

🍲 做法

1. 将洗净的芹菜梗切小段；洗净去皮的胡萝卜切丁。
2. 锅中注水烧开，加盐，倒入胡萝卜丁煮至其断生后捞出，沥水，待用。
3. 用油起锅，倒入芹菜炒匀至变软，再倒入胡萝卜丁、熟黄豆快速翻炒，加盐调味，关火后盛出装盘即成。

🍵 功效

本品具有清热解毒、利尿排脓的功效。

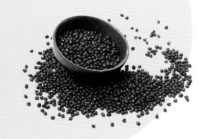

红豆

通气除烦

推荐用量
每餐50克

性味归经

性平，味甘、酸。归心、小肠经。

食养功效

红豆含有较多的皂角甙，有良好的利尿作用，能解酒、解毒，对心脏病和肾病、水肿有益；其中的膳食纤维能润肠通便、降血压、降血脂、调节血糖、解毒抗癌、预防结石、健美减肥。

红豆具有消肿止泻、健脾养胃、利水、抗菌消炎、解毒等功效，可增进食欲，促进肠胃吸收消化，适宜肾脏性水肿、心脏性水肿、肝硬化腹水、营养不良性水肿以及肥胖症等患者食用；但尿多之人、蛇咬者不宜食用。

每100克所含基础营养素	
热量	309千卡
糖类	63.4克
蛋白质	20.2克
脂肪	0.6克
膳食纤维	7.7克

食用注意

❶ 红豆一般煮粥或煲汤食用，搭配薏米、茯苓、鲫鱼、鲤鱼等健脾利湿的食材，养肠胃效果更佳；搭配红枣、桂圆、乌鸡等补血益气的食材，滋补养心效果更好。不过红豆较难煮熟，因此在煮之前可先清洗，用水浸泡3~5小时再煮，用浸泡豆子的水来煮，更有利于保存其营养素。

❷ 以豆粒完整、大小均匀、颜色深红、紧实薄皮的为佳。干燥保存。

食补搭配

红豆+粳米

红豆有健脾养胃的功效，此外还富含叶酸，有催乳的功效，粳米有补中益气的功效，二者搭配食用可达到益脾胃、通乳汁的功效。

红豆+南瓜

红豆含有较多的膳食纤维，有润肤、健美减肥的功效，南瓜有清热解毒的功效，二者搭配食用可达到润肤、减肥的功效。

三豆粥

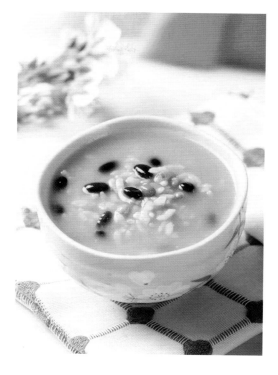

材料

水发大米120克，水发绿豆70克，水发红豆、黑豆各90克，白糖6克

做法

1. 砂锅中注水烧开，倒入洗净的绿豆、红豆、黑豆、大米，搅拌匀。
2. 盖上锅盖，烧开后用小火煮约40分钟，至食材熟透。
3. 揭开锅盖，加入少许白糖搅拌匀，煮至白糖溶化，关火后盛出煮好的粥，装入碗中即可。

功效

具有清热解毒、健脾利湿等功效。

红豆山药羹

材料

水发红豆150克，山药200克，白糖、水淀粉各适量

做法

1. 洗净去皮的山药切粗片，再切成条，改切成丁，备用。
2. 砂锅中注水，倒入洗净的红豆，用大火煮开后转小火煮40分钟，放入山药丁，用小火续煮20分钟至食材熟透。
3. 揭盖，加入白糖、水淀粉，拌匀，关火后盛出煮好的山药羹，装入碗中即可。

功效

有健脾益气、补血养颜的功效。

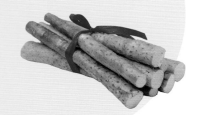

山药

健脾养胃

推荐用量
每餐100克

性味归经

性平，味甘。归肺、脾、肾经。

每100克所含基础营养素	
热量	56千卡
糖类	12.4克
蛋白质	1.9克
脂肪	0.2克
膳食纤维	0.8克

食养功效

山药含有皂苷、黏液质，有润滑、滋润的作用，可益肺气、清肺阴，治疗肺虚、痰嗽久咳之症，对脾胃虚弱、倦怠无力、食欲缺乏、久泻久痢、肺气虚燥、痰喘咳嗽、消渴尿频、皮肤赤肿、肥胖等病症都有食疗作用。

食用注意

❶ 山药切片后需立即浸泡在盐水中，以防止氧化发黑。

❷ 新鲜山药切开时会有黏液，极易滑刀伤手，可以先用清水加少许醋洗，这样可减少黏液。

❸ 有些人会对新鲜山药的黏液过敏，接触后出现皮肤发痒的症状，可以在切山药时带上一次性手套，避免接触到山药的黏液。

❹ 山药有收敛作用，不适宜大便燥结者、肠胃积滞者和感冒者食用。

❺ 山药要挑选表皮光滑无伤痕、薯块完整肥厚、颜色均匀有光泽、不干枯、无根须的。

食补搭配

【 山药+红枣 】

山药有健脾补肺、益胃补肾的功效，红枣有益气补血的功效，二者搭配食用可健脾和胃、补血养颜。

【 山药+核桃 】

山药健脾，核桃滋补肝肾、强健筋骨，二者搭配食用有补中益气、健脑、强身健体的功效。

玫瑰山药泥

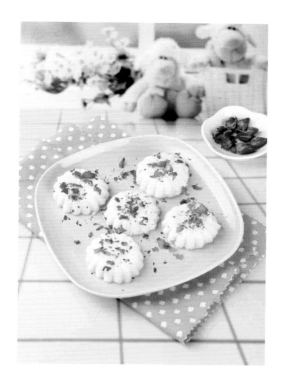

🍅 材料

去皮山药150克，奶粉20克，玫瑰花5克，保鲜袋1个，模具数个，白糖20克

🥣 做法

1. 用蒸锅将山药蒸20分钟至熟，取出。
2. 将蒸好的山药装进保鲜袋，倒入白糖、奶粉，将山药压成泥状，装盘。
3. 取出模具，逐一填满山药泥，用勺子按压紧实，待山药泥定型后取出，反扣入盘中，撒上玫瑰花瓣即可。

🥣 功效

玫瑰和山药同食，能健脾胃、安心神、活血化瘀、益气补血、改善情绪。

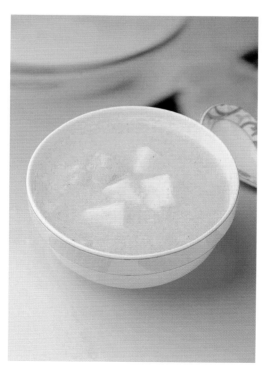

玉米山药糊

🍅 材料

山药90克，玉米粉100克

🥣 做法

1. 将去皮洗净的山药切条，再切小块。
2. 取一小碗，放入备好的玉米粉，倒入适量清水，边倒边搅拌，制成玉米糊，待用。
3. 砂锅中注水烧开，放入山药丁，搅拌匀，倒入调好的玉米糊，边倒边搅拌，用中火煮约3分钟，至食材熟透，关火后盛出装碗中即成。

🥣 功效

具有健脾补肺、益气补血的功效。

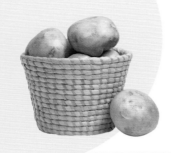

土豆

健脾益气

推荐用量
每餐100克

性味归经

性平、味甘。归胃、大肠经。

食养功效

每100克所含基础营养素	
热量	76千卡
糖类	17.2克
蛋白质	2克
脂肪	0.2克
膳食纤维	0.7克

土豆有和胃调中、健脾益气、补血强肾等多种功效，适合消化不良、便秘、慢性胃痛、关节疼痛、肥胖症、心脑血管疾病患者食用；但不适合孕妇食用，土豆含淀粉多糖较多，糖尿病患者不宜食用过多。

土豆含有大量淀粉以及蛋白质、B族维生素、维生素C等，能促进脾胃的消化功能，土豆所含少量龙葵素，能减少胃液分泌，缓解痉挛，对胃痛有一定的治疗作用；土豆中还含有大量膳食纤维，能宽肠通便，帮助机体及时排泄代谢毒素，防止便秘，预防肠道疾病的发生。

食用注意

❶ 土豆可蒸、煮，可代替主食，土豆一定要去皮食用，特别是要削净已变绿的皮，有芽眼的部分也应挖去；另外土豆做丝时，多用作凉拌或做汤，搭配荤素皆宜。

❷ 选购土豆应注意，应选择个头结实、没有出芽、颜色单一的土豆；土豆储存可以与苹果放在一起，因为苹果产生的乙烯会抑制土豆芽眼处的细胞产生生长素。

食补搭配

土豆+猪肉

猪肉富含维生素B_1和锌，有助于土豆中糖类的代谢，可为人体提供更多的能量，有消除疲劳的作用，还能促进消化，改善胃肠功能。

土豆+醋

土豆能促进脾胃的消化功能，改善消化不良，醋能杀菌，清热解毒，二者搭配食用可分解有毒物质。

玉米土豆清汤

🍅 材料

土豆块120克，玉米段60克，葱花少许，盐2克，鸡粉3克，胡椒粉2克

🍲 做法

1. 锅中注水烧开，放入土豆块和玉米段。
2. 盖上锅盖，用中火煮约20分钟至食材熟透，打开锅盖，加盐、鸡粉、胡椒粉调味。
3. 关火后盛出煮好的汤料，装入碗中，撒上葱花即可。

🍲 功效

有健脾和胃、益气调中的功效，适合气血两虚者食用。

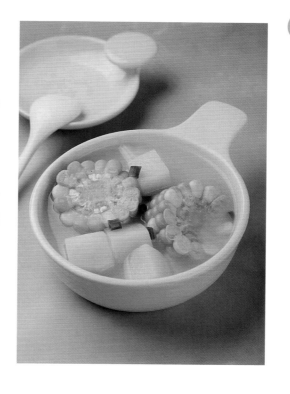

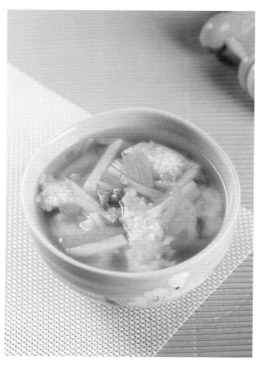

土豆疙瘩汤

🍅 材料

土豆40克，南瓜45克，水发粉丝55克，面粉80克，蛋黄、葱花各少许，盐2克，食用油适量

🍲 做法

1. 将土豆、南瓜切丝；粉丝切小段，倒入蛋黄、盐、面粉拌匀制成面团。
2. 用油起锅，将土豆、南瓜炒至断生盛出。
3. 锅中注水烧开，把面团分成数个剂子，用大火煮至浮起，再放入土豆、南瓜煮片刻，盛出撒上葱花即可。

🍲 功效

能开胃健脾，增强抗病能力。

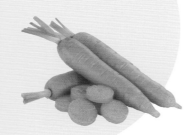

胡萝卜

健脾和胃

推荐用量
每餐100克

性味归经

性平，味甘、涩。归心、肺、脾、胃经。

每100克所含基础营养素	
热量	25千卡
糖类	8.1克
蛋白质	1克
脂肪	0.2克
膳食纤维	3.2克

食养功效

胡萝卜富含维生素，并有轻微而持续发汗的作用，可刺激皮肤的新陈代谢，增进血液循环，从而使皮肤细嫩光滑，肤色红润，对美容健肤有独到的作用。同时，胡萝卜也适宜皮肤干燥、粗糙或患毛发苔藓、黑头粉刺、角化型湿疹者食用。

胡萝卜有健脾和胃、补肝明目、清热解毒、壮阳补肾、透疹、降气止咳等功效；对于肠胃不适、便秘、夜盲症、性功能低下、麻疹、百日咳、小儿营养不良等症状有食疗作用；适宜贫血、癌症、高血压、夜盲症、干眼症、营养不良、食欲不振、皮肤粗糙者食用；脾胃虚寒者忌食。

食用注意

❶ 胡萝卜可炒、烧、做汤或作配菜食用，也可以生吃，口感和营养也相当不错，胡萝卜素是一种脂溶性物质，消化吸收率极差，烹调时应用食油烹制。

❷ 要选根粗大、心细小、质地脆嫩、外形完整的胡萝卜，另外，表面有光泽、感觉沉重的为佳。保存将胡萝卜加热，放凉后用容器保存，冷藏可保鲜5天，冷冻可保鲜2个月左右。

❸ 胡萝卜食用过多会使皮肤黄染。

食补搭配

胡萝卜+肉类食物

维生素A为脂溶性物质，与富含脂肪的肉类食物搭配食用，可提高维生素A的吸收利用率，从而更好地保护胃黏膜，防治胃溃疡。

玉米胡萝卜鸡肉汤

🍚 材料

鸡肉块350克，玉米块170克，胡萝卜120克，姜片少许，盐、鸡粉各3克，料酒适量

🍲 做法

1. 洗净的胡萝卜切成小块；锅中注水烧开，倒入鸡肉块焯去血水，捞出。
2. 砂锅中注水烧开，倒入鸡肉、胡萝卜、玉米块、姜片，淋入料酒拌匀，烧开后用小火煮约1小时。
3. 放入盐、鸡粉，拌匀调味即可。

☕ 功效

有健脾胃、活血脉、强筋骨的功效。

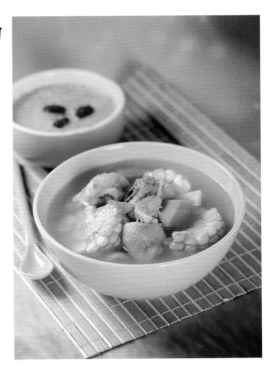

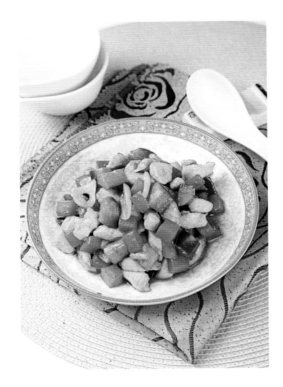

胡萝卜鸡肉茄丁

🍚 材料

去皮茄子100克，鸡胸肉200克，去皮胡萝卜95克，蒜片、葱段各少许，盐2克，白糖2克，料酒10毫升，食用油适量

🍲 做法

1. 洗净的茄子、胡萝卜、鸡胸肉切丁。
2. 用油起锅，倒入鸡肉丁炒熟盛出。
3. 另起锅注油，倒入胡萝卜丁、葱段、蒜片、茄子丁炒熟，加入料酒，注水加盐，用大火焖5分钟，倒入鸡肉丁，加入白糖，炒1分钟至入味即可。

☕ 功效

有健脾养胃、增强免疫力的功效。

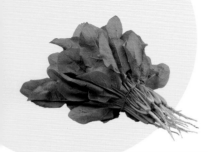

菠菜

补血止血

推荐用量
每餐100克

● 性味归经

性凉，味甘、辛。归大肠、胃经。

● 食养功效

每100克所含基础营养素	
热量	24千卡
糖类	4.5克
蛋白质	2.6克
脂肪	0.3克
膳食纤维	1.7克

菠菜含有大量的植物粗纤维、胡萝卜素、维生素C、钙、磷及一定量的铁、维生素E等有益成分，能供给人体多种营养物质，可补血止血、利五脏、通肠胃、调中气、活血脉、止渴润肠、敛阴润燥、滋阴平肝、助消化。

菠菜具有促进肠道蠕动的作用，利于排便，对于痔疮、慢性胰腺炎、便秘、肛裂等病症有食疗作用，能促进生长发育、增强抗病能力，促进人体新陈代谢，延缓衰老。适宜糖尿病患者、高血压患者、便秘者、贫血者、坏血病患者、皮肤粗糙者、过敏者食用。但请注意，肾炎患者、肾结石患者、脾虚便溏者忌食。

● 食用注意

❶ 挑选叶色较青、新鲜、无虫害的菠菜为宜。

❷ 冬天可用无毒塑料袋保存，如果温度在0℃以上，可在菜叶上套上塑料袋，口不用扎，根朝下戳在地上即可。

● 食补搭配

菠菜+猪血

菠菜中富含膳食纤维和铁元素以及多种维生素，猪血提供蛋白质和氨基酸，猪血和菠菜搭配食用既营养全面，又能润肠通便、补血。

菠菜+鱼鳔

鱼鳔配菠菜，补血止血，对孕期贫血和牙龈出血有预防性食疗作用，同时对便秘和痔疮也有食疗作用。

菠菜小银鱼面

🥣 材料
菠菜60克，鸡蛋1个，面条100克，水发银鱼干20克，盐2克，鸡粉少许，食用油4毫升

🥢 做法
1. 将鸡蛋打成蛋液；洗净的菠菜切段；备好的面条折成小段。
2. 锅中注水烧开，放食用油、盐、鸡粉、银鱼干，煮沸后倒入面条煮约4分钟。
3. 倒入菠菜煮至沸腾，倒入蛋液，续煮至液面浮现蛋花，盛出即成。

🥣 功效
具有益气补虚、补铁补血的功效。

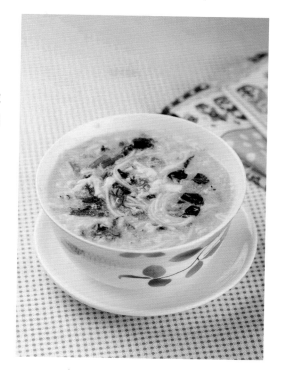

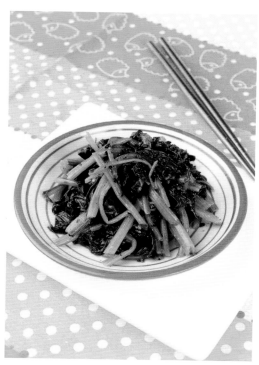

芝麻菠菜

🥣 材料
菠菜100克，芝麻适量，盐、芝麻油各适量

🥢 做法
1. 洗好的菠菜切成段。
2. 锅中注水烧开，倒入菠菜段，搅匀，煮至断生，捞出沥干水分，待用。
3. 将菠菜段装入碗中，撒上芝麻、盐、芝麻油搅拌片刻至入味。
4. 将拌好的菠菜装入盘中即可。

🥣 功效
菠菜中含有维生素C、维生素E以及铁、钙、磷等营养成分，能增强抗病能力，对缺铁性贫血也有较好的食疗作用。

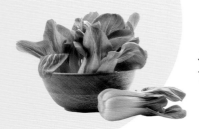

油菜

润肠通便

推荐用量
每餐150克

● 性味归经

性温，味辛。归肝、肺、脾经。

● 食养功效

每100克所含基础营养素	
热量	23千卡
糖类	3.8克
蛋白质	1.8克
脂肪	0.5克
膳食纤维	1.1克

油菜为低脂肪蔬菜，且含有膳食纤维，能与胆酸盐和食物中的胆固醇及三酰甘油结合，并从粪便排出，从而减少脂类的吸收，故可用来降血脂、活血化瘀。油菜具有活血化瘀、消肿解毒、促进血液循环、润肠通便、美容养颜、强身健体的功效，对游风丹毒、手足疖肿、乳痈、习惯性便秘、老年人缺钙等病症有食疗作用。口腔溃疡者、口角湿白者、齿龈出血者、牙齿松动者、瘀血腹痛者、癌症患者宜多食。但请注意，孕早期妇女、小儿麻疹后期、患有疥疮和狐臭患者忌食。

● 食用注意

❶ 挑选叶色较青、新鲜、无虫害的油菜为宜。

❷ 冬天可用无毒塑料袋保存，如果温度在0℃以上，可在菜叶上套上塑料袋，口不用扎，根朝下戳在地上即可。

● 食补搭配

乌鸡+油菜

乌鸡中含有较多的B族维生素，可促进胃肠道健康，同时还有消除疲劳的作用，油菜则有帮助肝脏排毒的功能，二者搭配食用可强化肝、胃功能。

油菜+虾仁

搭配食用，有活血化瘀、消肿解毒的功效，适合便秘、慢性肠炎者食用。

虾菇油菜心

🥣 材料

小油菜100克，鲜香菇60克，虾仁50克，姜片、葱段、蒜末各少许，盐、鸡粉各3克，料酒3毫升，食用油各适量

🍲 做法

1. 将洗净的香菇切片；虾仁挑去虾线。
2. 分别将小油菜、香菇煮断生后捞出。
3. 用油起锅，放入姜片、蒜末、葱段爆香，倒入香菇、虾仁炒匀，淋入料酒，加盐、鸡粉调味。取一个盘子，摆上小油菜，再盛出锅中食材即可。

🍵 功效

能改善血液循环，提高身体抗病能力。

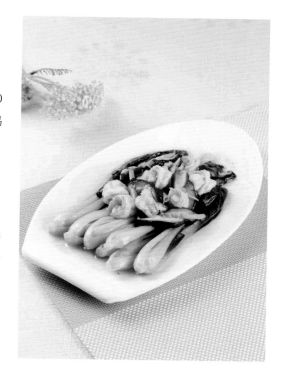

上海青鱼肉粥

🥣 材料

鲜鲈鱼50克，上海青50克，水发大米95克，盐2克，水淀粉2毫升

🍲 做法

1. 将洗净的上海青切粒；处理干净的鲈鱼切片，放盐、水淀粉腌渍10分钟。
2. 锅中注水烧开，倒入大米拌匀，盖上盖，用小火煮30分钟。
3. 揭盖，倒入鱼片、上海青，往锅中加适量盐拌匀调味，盛出即可。

🍵 功效

本品可缓解疲劳，恢复视力，改善肝脏功能，常食对骨骼发育和造血有利。

芦笋

消暑止渴

推荐用量
每餐60~100克

性味归经

性凉，味苦、甘。归肺经。

食养功效

每100克所含基础营养素	
热量	19千卡
糖类	4.9克
蛋白质	0.1克
脂肪	1.4克
膳食纤维	1.9克

芦笋含有人体所必需的各种氨基酸，常食用对心脏病、高血压、高血脂、疲劳、水肿、膀胱炎等症有一定调理效果。常吃芦笋可调节免疫力，促进新陈代谢，改善人体造血系统功能，调理贫血。

芦笋可以使细胞生长正常化，具有防止癌细胞扩散的功能。经常食用芦笋，对心脏病、高血压、心律不齐、疲劳症、水肿、膀胱炎、排尿困难、胆结石、肝功能障碍和肥胖等病症有一定的疗效。夏季食用有清凉降火作用，能消暑止渴。痛风病、糖尿病患者忌用。

食用注意

❶ 芦笋与香菇、绿豆等也具有降脂、降糖、调节代谢效果的食物搭配，长期适量食用，能够显著降低血液中的三酰甘油、总胆固醇和低密度脂蛋白含量，升高高密度脂蛋白，其效果可以和现有的调节血脂药物相媲美。

❷ 焯煮芦笋时可以撒上少许食粉，这样能有效地去除其涩味。

❸ 芦笋不宜直接用清水清洗，因为上面有农药、化肥残留，清水洗不干净，正确的方法是用食盐水或者淘米水浸泡之后清洗。

❹ 选购芦笋，以全株形状正直、笋尖花苞（鳞片）紧密、不开芒，未长腋芽，没有水伤腐臭味，表皮鲜亮不萎缩，细嫩粗大者为佳。应该趁鲜食用，不宜久藏。如果不能马上食用，以报纸卷包，置于冰箱冷藏室，还可维持两三天。

食补搭配

芦笋+黄花菜

二者搭配，能养血、止血、除烦，适合气血虚弱导致神经虚弱者食用。

圣女果芦笋鸡柳

🍲 材料

鸡胸肉220克，芦笋100克，圣女果40克，葱段、盐、料酒、食用油各适量

🍲 做法

1. 将洗净的芦笋切段；圣女果切开；鸡胸肉切条，加盐、料酒腌渍10分钟。
2. 热锅注油，烧至四五成热，放入鸡肉条、芦笋略炸至断生后捞出。
3. 用油起锅，放入葱段爆香，倒入炸好的材料，用大火快炒，放入圣女果炒匀，加盐、料酒，炒匀调味即可。

🍵 功效

具有清热利尿、增进食欲等功效。

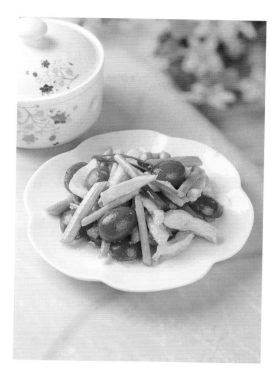

芦笋葡萄柚汁

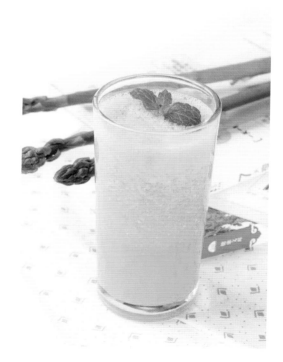

🍲 材料

芦笋2根，葡萄柚半个

🍲 做法

1. 洗净的芦笋切小段；葡萄柚切瓣，去皮，再切块，待用。
2. 将切好的葡萄柚和芦笋倒入榨汁机中，倒入80毫升凉开水，盖上盖，启动榨汁机，榨约15秒成蔬果汁，断电后将蔬果汁倒入杯中即可。

🍵 功效

芦笋富含多种氨基酸、硒、钼、铬、锰等，具有调节机体代谢、提高身体免疫力的功效。

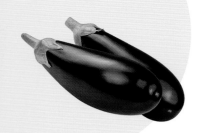

茄子

活血化瘀

推荐用量
每餐100克

• 性味归经

味甘、性凉。归脾、胃、大肠经。

• 食养功效

每100克所含基础营养素	
热量	21千卡
糖类	4.9克
蛋白质	1.1克
脂肪	0.2克
膳食纤维	1.3克

茄子有丰富的维生素P，可以增强毛细血管的弹性，防止微血管出血；其龙葵素可以抑制消化道肿瘤细胞的增殖；维生素E可防止出血、抗衰老；皂苷可以降低胆固醇。

茄子具有活血化瘀、清热消肿、宽肠之效，适用于肠风下血、热毒疮痈、皮肤溃疡等患者，茄子含有黄酮类化合物，具有抗氧化功能，可防止细胞癌变，同时也能降低血液中胆固醇含量，预防动脉硬化，可调节血压、保护心脏。但请注意，虚寒腹泻、皮肤疮疡、目疾患者以及孕妇不宜食用。

• 食用注意

❶ 茄子可炒、烧、蒸、煮，也可凉拌、做汤，都能烹调出美味可口的菜肴，吃茄子建议不要去皮，它的价值就在皮里面，茄子皮里面含有B族维生素，B族维生素和维生素C是一对很好的搭档，因为维生素C的代谢过程需要B族维生素的支持；还有茄子忌生吃，以免中毒；烹调茄子温度不宜太高，时间不宜太长，否则不仅油腻且营养损失也很大，拌茄泥是最健康的吃法。

❷ 茄子秋后其味偏苦，性凉，脾胃虚寒、体弱、便溏者不宜多吃，手术前吃茄子，麻醉剂可能无法被正常地分解，会拖延病人苏醒时间，影响病人康复速度。

❸ 茄子以个头均匀周正，老嫩适度，无裂口、腐烂、锈皮、斑点，皮薄、子少、肉厚、细嫩的为佳。

• 食补搭配

茄子+猪肉

茄子有降血压的功效，二者搭配食用可维持血压正常。

茄子鲜蔬炒饭

🥣 材料

冷米饭180克，茄子100克，芹菜段25克，胡萝卜10克，鸡蛋1个，豌豆35克，盐、鸡粉、食用油各适量

🍲 做法

1. 洗好的芹菜、胡萝卜、茄子切丁。
2. 将鸡蛋打成蛋液；锅中注水烧开，将胡萝卜、茄子、豌豆煮至断生捞出。
3. 用油起锅，倒入蛋液、米饭炒匀，放入焯过水的食材，加入盐、鸡粉、芹菜，炒香即可。

☕ 功效

本品适合高血脂、贫血者食用。

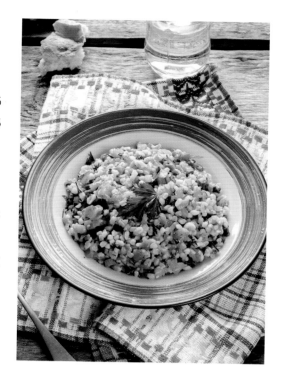

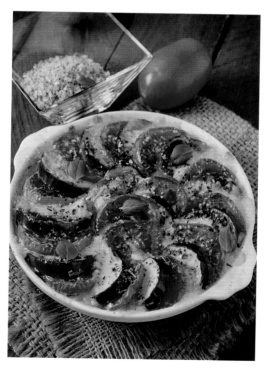

茄子奶酪西红柿

🥣 材料

茄子400克，圣女果200克，奶酪、黑胡椒粉、盐各适量

🍲 做法

1. 洗净的茄子、圣女果切片。
2. 将茄子、圣女果依次摆入盘中，倒入奶酪，撒上少许盐。
3. 备好烤箱，放入烤盘，关上门，温度调为180℃，选择上下火加热，烤15分钟取出，撒上黑胡椒粉即可。

☕ 功效

有活血化瘀、清热消肿的功效，适合气血瘀滞者食用。

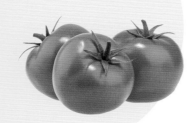

西红柿

健胃消食

推荐用量
每餐100克

● 性味归经

性凉、味甘、酸。归肺、肝、胃经。

● 食养功效

每100克所含基础营养素	
热量	19千卡
糖类	4克
蛋白质	0.9克
脂肪	0.2克
膳食纤维	0.5克

番茄含有的维生素和矿物质元素对心血管具有保护作用，能减少心脏病的发作，并且有抗氧化能力，能阻止癌变进程，可生津止渴、健胃消食、凉血平肝、清热解毒、降低血压，促进红细胞的形成。

西红柿具有止血、降压、利尿、健胃消食、生津止渴、清热解毒、凉血平肝的功效，可治疗反复宫颈癌、膀胱癌、胰腺癌等，另外，还能美容和治愈口疮。适合热性病发热、口渴、食欲不振、习惯性牙龈出血、贫血、头晕、心悸、高血压、急慢性肝炎、急慢性肾炎、夜盲症和近视眼者食用。但请注意，脾胃虚寒、月经期间、急性肠炎、菌痢者及溃疡活动期病人不宜食用。

● 食用注意

❶ 西红柿性凉、味甘、酸，有止血、降压、利尿、健胃消食、生津止渴、清热解毒、凉血平肝的功效，适宜发热、口渴、食欲不振、习惯性牙龈出血、贫血、头晕、心悸、高血压、急慢性肝炎、急慢性肾炎、夜盲症和近视眼等患者食用；但是急性肠炎、菌痢及溃疡活动期病人忌食。

❷ 以个大、饱满、色红成熟、紧实者为佳，常温下置通风处能保存3天左右，放入冰箱冷藏可保存5~7天。

❸ 选购西红柿应注意，西红柿要选颜色粉红，而且蒂的部位一定要圆润，如果蒂部再带着淡淡的青色，就是最沙最甜的了。

● 食补搭配

西红柿+豆腐

西红柿具有生津止渴、健胃消食的作用，与生津润燥、清热解毒的豆腐搭配食用，效果更好。

西红柿面片汤

材料

西红柿90克，馄饨皮100克，鸡蛋1个，
盐2克，鸡粉少许，食用油适量

做法

1. 将备好的馄饨皮切开，制成生面片；
   洗好的西红柿切瓣；鸡蛋调成蛋液。
2. 用油起锅，倒入西红柿炒匀，注水，
   用大火煮沸，倒入生面片煮约4分钟。
3. 倒入蛋液拌匀至浮现蛋花，加盐、鸡
   粉调味，关火后盛出即可。

功效

具有减肥瘦身、消除疲劳、增进食欲、
减少胃胀食积等功效。

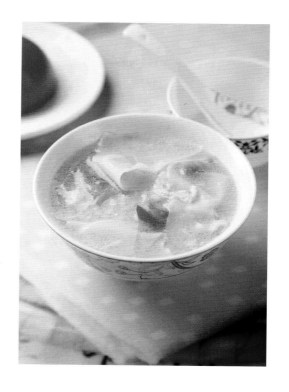

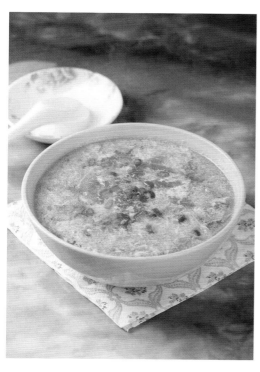

胡萝卜西红柿汤

材料

胡萝卜30克，西红柿120克，鸡蛋1个，姜
丝、葱花、盐、鸡粉各少许，食用油适量

做法

1. 洗净去皮的胡萝卜切薄片；洗好的西红柿
   切片；鸡蛋打入碗中，搅拌均匀待用。
2. 锅中倒油烧热，放入姜丝爆香，倒入胡
   萝卜、西红柿炒匀，注水，煮3分钟，
   加盐、鸡粉，搅拌均匀至食材入味。
3. 倒入蛋液，搅拌至蛋花成形，盛出装
   入碗中，撒上葱花即可。

功效

有清热解毒、凉血平肝的功效。

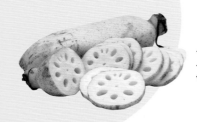

莲藕

滋阴养血

推荐用量
每餐80克

性味归经

性寒，味甘。归心、脾、胃经。

食养功效

莲藕生吃性寒，有清热凉血作用；莲藕中含有黏液蛋白和膳食纤维，能减少脂类的吸收；富含铁、钙等微量元素，有明显的补益气血，增强人体免疫力作用；藕含有大量的单宁酸，有收缩血管作用，可用来止血。

莲藕具有滋阴养血的功效，可以补五脏之虚、强壮筋骨、补血养血；生食能清热润肺、凉血行瘀，熟食可健脾开胃、止泄固精。适宜体弱多病、营养不良、高热病人、吐血者以及高血压、肝病、食欲不振、缺铁性贫血者。但请注意，脾胃消化功能低下、大便溏泄者及产妇忌用。

每100克所含基础营养素	
热量	70千卡
糖类	15.2克
蛋白质	1.9克
脂肪	0.2克
膳食纤维	1.2克

食用注意

❶ 选购莲藕，要挑选外皮呈黄褐色，肉肥厚而白的，如果发黑、有异味，则不宜食用。最好选择藕节短、藕身粗的，从藕尖数起第二节藕最好。

❷ 鲜藕汁也可用来辅助治疗咳嗽、哮喘和肺炎等呼吸系统疾病，煮烂食用可治疗乳汁不下。热莲藕茶能镇咳祛痰。

食补搭配

莲藕+草鱼

草鱼能提供丰富的胶质蛋白质，莲藕能滋阴养胃，还能促进皮肤新陈代谢，二者搭配食用可以滋养肌肤、健脾胃。

莲藕+红豆

本品具有健脾养胃、益气补血、清热凉血、止泻等功效。

糖醋藕片

🍅 材料

莲藕350克，葱花少许，白糖20克，盐2克，醋5毫升，番茄汁10毫升，食用油适量

🍲 做法

1. 将洗净去皮的莲藕切成片。
2. 锅中注水烧开，倒入醋，放入藕片，焯煮2分钟，捞出备用。
3. 用油起锅，注入少许清水，放入白糖、盐、醋，再加入番茄汁拌匀，煮至白糖溶化，放入藕片拌炒匀。
4. 将炒好的藕片盛出，撒上葱花即可。

☕ 功效

具有清热、除烦解渴、止血的功效。

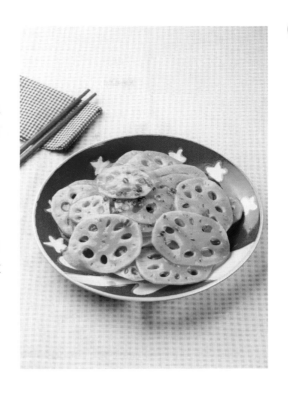

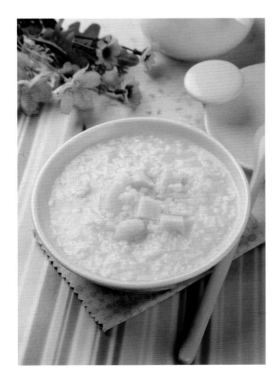

菱角莲藕粥

🍅 材料

水发大米130克，莲藕70克，菱角肉85克，马蹄肉40克，白糖3克

🍲 做法

1. 将洗净的菱角肉、马蹄肉切小块；去皮洗净的莲藕切成丁。
2. 锅中注水烧开，倒入大米，放入食材搅拌匀，使其匀散开，盖上盖，烧开后转小火煮约40分钟，至食材熟透。
3. 揭盖，加入少许白糖搅匀，至糖分溶化，关火后盛出即可。

☕ 功效

具有补脾胃、健力益气等功效。

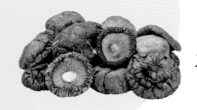

香菇

化痰理气

推荐用量
每餐30克

性味归经

性平，味甘。归脾、胃经。

每100克所含基础营养素	
热量	19千卡
糖类	5.2克
蛋白质	2.2克
脂肪	0.3克
膳食纤维	3.3克

食养功效

香菇中的多糖成分可调节人体内有免疫功能的T细胞活性，可降低甲基胆蒽诱发肿瘤的能力，从而对癌细胞有强烈的抑制作用。香菇中的矿物质较为丰富，能防止酸性食物中毒，而且铁的元素含量高，能防止贫血。

香菇有补肝肾、健脾胃、理气养血、益智安神、美容、抗肿瘤的功效。香菇中的多糖类物质有明确的保健及治疗作用，更年期女性常吃香菇能提高机体细胞免疫功能，清除自由基，延缓衰老，防癌抗癌，降低血压、血脂，预防动脉硬化、肝硬化等疾病，降低心脑血管疾病风险，还可调节内分泌，调节激素分泌量，从而改善体质，推迟绝经、缓解更年期症状。

食用注意

❶ 香菇可炒、炖、煮、涮火锅、煲汤、做馅等，营养美味；烹饪前，香菇要在水里（冬天用温水）提前浸泡一天，经常换水并用手挤出柄内的水，这样既能泡发彻底，又不会造成营养大量流失。

❷ 优质香菇的菇伞肥厚，伞缘曲收未散开，内侧为乳白色，皱褶明显，菇柄短而粗。新鲜香菇冰箱冷藏可保鲜一星期左右。干香菇应放在密封罐中，置于干燥避光处，可保存半年以上。

食补搭配

【 香菇+薏米 】

香菇营养丰富，有益气补饥、化痰理气的功效，薏米是健脾利湿、清热排脓的佳品，二者又具有抗癌的功效，搭配食用不仅可以健脾益胃，还能协同抗癌。

【 香菇+莴笋 】

香菇和莴笋都是高钾低钠食物，二者搭配食用有利尿、通便、降脂、降压的功效，可用于治疗慢性习惯性便秘、肾炎、高血压、高血脂等。

香菇芹菜牛肉丸

🍲 材料

香菇30克，牛肉末200克，芹菜20克，蛋黄20克，姜末、葱末各少许，盐3克，鸡粉2克，生抽6毫升，水淀粉4毫升

🍲 做法

1. 洗净的香菇切丁；芹菜切碎。
2. 取一个碗，放入牛肉末、芹菜末、香菇、姜末、葱末、蛋黄、盐、鸡粉、生抽、水淀粉搅匀，捏成丸子备用。
3. 蒸锅烧开，放入牛肉丸蒸熟即可。

🍲 功效

有补肝肾、健脾胃、理气养血、益智安神的功效，能调节内分泌，改善体质。

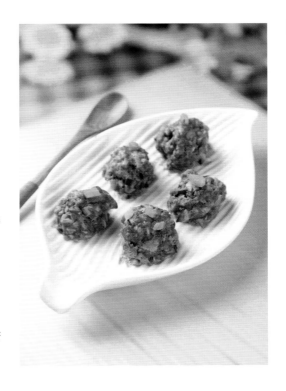

栗焖香菇

🍲 材料

去皮板栗200克，鲜香菇40克，去皮胡萝卜50克，盐、鸡粉、白糖各1克，生抽、料酒各5毫升，食用油适量

🍲 做法

1. 洗净的板栗切开；香菇切十字刀，呈小块状；洗净的胡萝卜切滚刀块。
2. 用油起锅，倒入板栗、香菇、胡萝卜炒匀，加生抽、料酒，注入200毫升清水，加盐、鸡粉、白糖充分拌匀，用大火煮开后转小火焖15分钟即可。

🍲 功效

有补中益气、健脾养血的功效。

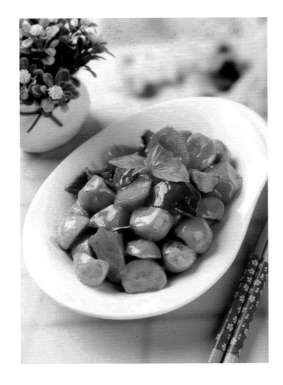

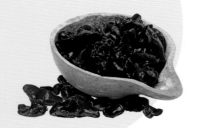

黑木耳

活血通便

推荐用量
每餐10克

● 性味归经

性平，味甘；归肺、胃、肝经。

每100克所含基础营养素	
热量	205千卡
糖类	65克
蛋白质	10.6克
脂肪	0.2克
膳食纤维	7克

● 食养功效

黑木耳富含的卵磷脂可使体内脂肪呈液质状态，有利于脂肪在体内完全消耗，可降低血脂和防止胆固醇在体内沉积。黑木耳的含铁量很高，可及时为人体补充足够的铁质，是天然的补血佳品。

黑木耳具有补气血、滋阴、补肾、活血、通便的功效。对便秘、痔疮、胆结石、肾结石、膀胱结石、贫血及心脑血管疾病等有食疗作用。黑木耳含维生素K和丰富的钙、镁等矿物质，能防治动脉粥样硬化和冠心病。黑木耳较难消化，并有一定的滑肠作用，故脾虚消化不良或大便稀烂者慎食。

● 食用注意

❶ 干黑木耳可拌、炒、烩、煲汤、做馅等，鲜木耳有小毒，吃后易引发皮炎，因此不宜吃鲜木耳。

❷ 食用前干木耳要用水浸泡，这会将剩余的毒素溶于水，使干木耳最终无毒，但要注意浸泡干木耳时最好换两到三遍水，才能最大限度除掉有害物质。

❸ 优质黑木耳乌黑光润，其背面略呈灰白色，体质轻松，身干肉厚，朵形整齐，表面有光泽，耳瓣舒展，朵片有弹性，嗅之有清香之气。有霉味或其他异味的说明是劣质木耳。保存用完好的塑料袋装好，封严，常温或冷藏保存均可。

● 食补搭配

黑木耳+竹笋

黑木耳和竹笋中都含有丰富的铁质，二者同食可益气补血，防治缺铁性贫血，还能促进胃肠蠕动，帮助排毒。

凉拌黑木耳

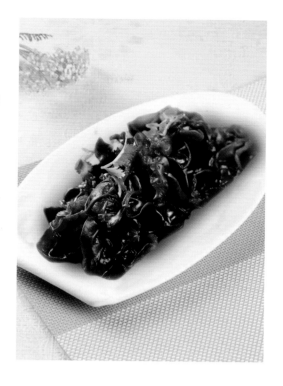

材料
水发木耳100克，姜末、蒜末各少许，盐2克，鸡粉1克，香醋4毫升，芝麻油3毫升

做法
1. 洗好的木耳切小块。
2. 锅中注入清水，加入盐，烧开，倒入木耳煮至断生，捞出。
3. 在装有木耳的碗中加入姜末、蒜末、盐、鸡粉、香醋、芝麻油，拌匀至木耳入味，将拌好的木耳装入盘中即可。

功效
可促进消化、保护肝脏、健胃整肠，适合患有贫血、消化不良等症者食用。

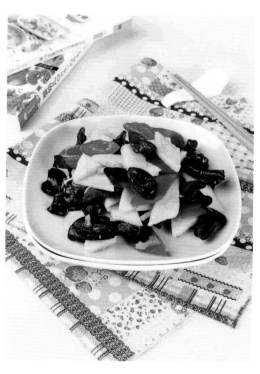

木耳山药

材料
水发木耳80克，去皮山药200克，圆椒40克，彩椒40克，葱段、姜片各少许，盐2克，鸡粉2克，蚝油3克，食用油适量

做法
1. 洗净的圆椒、彩椒、山药切片。
2. 锅中注水烧开，倒入山药、木耳、圆椒、彩椒煮至断生，捞出。
3. 用油起锅，倒入姜片、葱段爆香，放入蚝油，再放食材，加盐、鸡粉，翻炒片刻至入味即可。

功效
有健脾养胃、益气补血的功效。

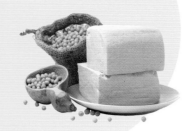

豆腐

益气宽中

推荐用量
每餐150克

性味归经

性凉，味甘。归脾、胃、大肠经。

每100克所含基础营养素	
热量	81千卡
糖类	4.2克
蛋白质	8.1克
脂肪	3.7克
膳食纤维	0.4克

食养功效

豆腐营养极高，含铁、镁、钾、烟酸、铜、钙、锌、磷、叶酸、维生素B_1、卵磷脂和维生素B_6，豆腐的消化吸收率达到95%以上，故豆腐有益于消化吸收、增进食欲、清热润燥、清洁肠胃，适合热性体质、口臭口渴、肠胃不清、热病后调养者食用。

豆腐有益气宽中、生津润燥、清热解毒的功效，适合心血管疾病、糖尿病、癌症患者食用，

食用注意

❶ 豆腐中含嘌呤较多，不适合痛风、肾病、缺铁性贫血、腹泻患者食用，此外，豆腐性凉、味甘，胃寒和脾虚的人不适合多吃，容易引起消化不良。

❷ 豆腐可用炖、煮、炒、煎等方式制作，还可制作成多种风味小吃。豆腐下锅前，先在开水中浸泡十多分钟，便可除去泔水异味，这样做菜豆腐口感好，味美香甜。

❸ 选购豆腐应注意，豆腐本身的颜色略带点黄色，优质豆腐切面比较整齐，无杂质，豆腐本身有弹性。

食补搭配

豆腐+鱼

豆腐富含优质蛋白质，鱼也富含优质蛋白质，二者同食有补钙的功效。

豆腐+姜

豆腐有生津润燥、清热解毒的功效，姜有化痰止咳、解表散寒的功效，二者搭配食用有润肺止咳的功效。

干贝香菇蒸豆腐

🍲 材料

豆腐250克，水发冬菇100克，干贝40克，胡萝卜80克，葱花少许，盐2克，生抽4毫升，料酒5毫升，食用油适量

🍚 做法

1. 泡发好的冬菇切条；洗净去皮的胡萝卜切粒；洗净的豆腐切块，放盘中。
2. 油锅烧热，倒入冬菇、胡萝卜、干贝炒匀，注入清水，加生抽、料酒、盐调味，盛出放豆腐中，入蒸锅蒸8分钟。
3. 取出，撒上葱花即可。

☕ 功效

具有清热泻火、养阴生津的功效。

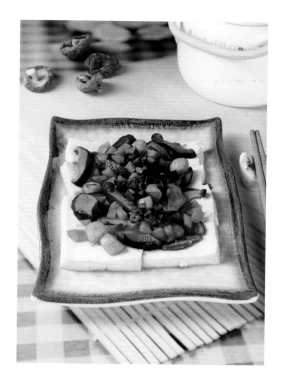

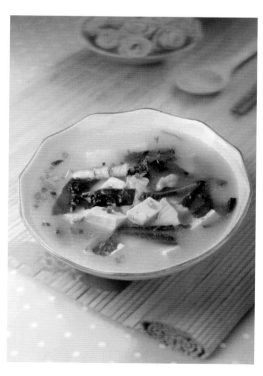

三文鱼豆腐汤

🍲 材料

三文鱼100克，豆腐240克，莴笋叶100克，姜片、葱花各少许，盐3克，胡椒粉、食用油各适量

🍚 做法

1. 洗净的莴笋叶切段；豆腐切小方块；三文鱼切片，加盐、食用油腌渍。
2. 锅中注水烧开，倒入食用油、盐、豆腐块煮沸，放入胡椒粉、姜片、莴笋叶、三文鱼搅匀，煮至熟。
3. 关火后盛出装碗，撒上葱花即可。

☕ 功效

有益气养血的功效。

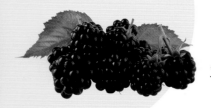

桑葚

补血滋阴

推荐用量
每餐30~60克

● 性味归经

性寒，味甘。归心、肝、肾经。

● 食养功效

每100克所含基础营养素	
热量	49千卡
糖类	1.0克
蛋白质	1.8克
脂肪	0.3克
膳食纤维	4.9克

桑葚营养丰富，含有多种营养成分，其中桑葚中含有的脂肪酸，主要由亚油酸、硬脂酸及油酸组成，具有分解脂肪，降低血脂，防止血管硬化等作用。此外，桑葚还含有乌发素，能使头发变得黑而亮泽，可用来美容乌发。

桑葚有补血滋阴、生津润燥、乌发明目、止渴解毒、润肠、养颜的功效。用于辅助治疗眩晕耳鸣、心悸失眠、须发早白、津伤口渴、内热消渴、血虚便秘、肝肾阴亏、关节不利等症。尤其适合更年期女性，对肝肾阴血不足造成的头发早白、干枯无光泽、眩晕耳鸣、心悸失眠、目暗昏花、关节不利等症有一定食疗效果，也可用于辅助治疗阴虚津伤口渴、内热消渴、肠燥便秘等症。桑葚中的成分具有分解脂肪、降低血脂、防止血管硬化等作用。

● 食用注意

❶ 挑选桑葚应注意选择颗粒比较饱满、厚实、没有挤压出水的。

❷ 新鲜桑葚不耐久放，应该尽快食用，或者做成果酱放入干净瓶中保存。

● 食补搭配

桑葚+糯米

二者搭配食用，有滋肝养肾、养血明目的功效。

桑葚+枸杞

二者搭配食用，有乌发明目、护肤的功效。

桑葚莲子银耳汤

🥟 材料

桑葚干5克，水发莲子70克，水发银耳120克，冰糖30克

🍲 做法

1. 洗好的银耳切成小块，备用。
2. 砂锅中注水烧开，倒入桑葚干，盖上盖，用小火煮15分钟，捞出桑葚。
3. 倒入洗净的莲子、银耳，用小火再煮20分钟，倒入冰糖，用小火煮至冰糖溶化，盛出，装入碗中即可。

🍲 功效

有滋阴补血、乌发明目的功效，适合气虚者食用。

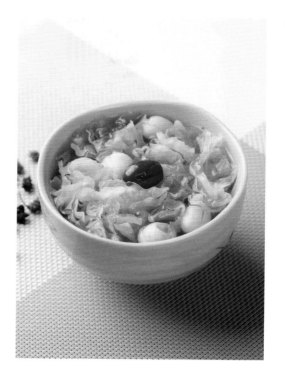

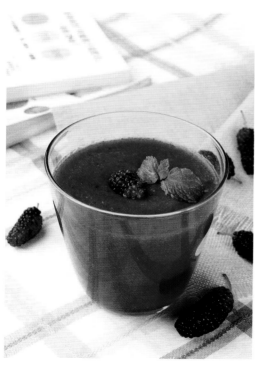

草莓桑葚果汁

🥟 材料

草莓100克，桑葚30克，柠檬30克，蜂蜜20克

🍲 做法

1. 洗净去蒂的草莓对半切开，待用。
2. 备好榨汁机，倒入草莓、桑葚，再挤入柠檬汁，倒入少许清水，盖上盖，调转旋钮至1挡，榨取果汁。
3. 将榨好的果汁倒入杯中，再淋上备好的蜂蜜即可。

🍲 功效

具有乌发美容、防癌抗癌、益气补血等功效。

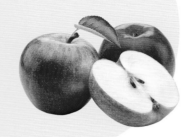

苹果

健脾益胃

推荐用量
每日1~2个

性味归经

性平，味甘、微酸。归脾、肺经。

食养功效

苹果营养丰富，有数据显示常吃苹果的人要比不常吃者要少患病，其含有多种营养成分。其中苹果中的维生素C是心血管的保护神、心脏病患者的健康元素。而苹果中的胶质和微量元素铬能保持血糖的稳定，还能有效地降低胆固醇，防止动脉硬化等。

苹果具有生津止渴、润肺除烦、健脾益胃、养心益气、润肠、止泻、解暑、醒酒的功效。苹果升糖指数较低，含有丰富的维生素和矿物质，其中的胶质和微量元素铬能保持血糖的稳定，还能有效地降低血胆固醇，所以苹果很适合糖耐量异常的糖尿病患者食用。

每100克所含基础营养素	
热量	52千卡
糖类	13.5克
蛋白质	0.2克
脂肪	0.2克
膳食纤维	1.2克

食用注意

❶ 苹果富含糖类和钾盐，且其所含的果酸和胃酸混合后会加重胃的负担，因此胃寒病者、糖尿病患者不宜食用。

❷ 苹果可以直接食用、做沙拉、榨汁，苹果皮上可能会有残留的农药，最好削皮吃。不要在饭后马上吃水果，以免影响正常的进食及消化。

❸ 选购和储存苹果应注意，应挑个头适中、果皮光洁、颜色艳丽的；苹果放在阴凉处可以保持7~10天，如果装入塑料袋放入冰箱可以保存更长时间。

食补搭配

苹果+银耳

苹果有润肺、健胃、生津、止渴的功效，银耳有润肺止咳的功效，二者搭配食用，可达到润肺止咳的功效。

葡萄苹果沙拉

🍅 材料
葡萄80克，去皮苹果150克，圣女果40克，酸奶50克

☕ 做法
1. 洗净的圣女果对半切开；洗好的葡萄摘取下来；苹果切开去籽，切成丁。
2. 取一盘，摆放上圣女果、葡萄、苹果，浇上酸奶即可。

☕ 功效
此沙拉富含蛋白质、B族维生素、钙、镁、铁等营养成分，具有补血气、暖肾、改善贫血、缓解疲劳等功效。

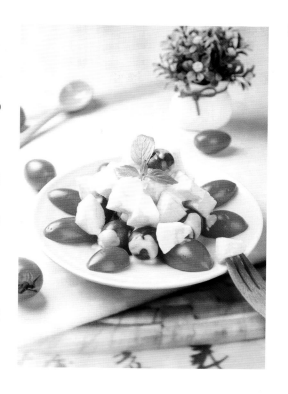

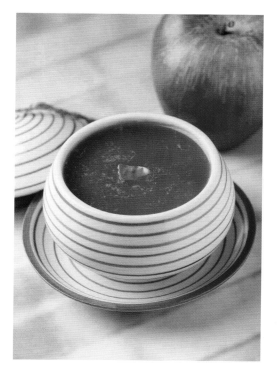

苦瓜苹果汁

🍅 材料
苹果180克，苦瓜120克，食粉少许

☕ 做法
1. 锅中注水烧开，撒上少许食粉，再放入苦瓜，煮断生后捞出，再切丁；洗净的苹果去核，切小块。
2. 取榨汁机，选择搅拌刀座组合，倒入切好的食材，注入少许矿泉水，盖上盖，通电后选择"榨汁"功能，榨一会儿，使食材榨出汁水，断电后倒出苦瓜苹果汁，装入杯中即成。

☕ 功效
有生津健脾、养心益气的功效。

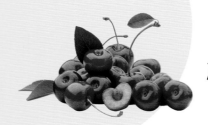

樱桃

益气补血

推荐用量
每日50克

● 性味归经

性热，味甘。归脾、胃经。

● 食养功效

每100克所含基础营养素	
热量	46千卡
糖类	10.2克
蛋白质	1.1克
脂肪	0.2克
膳食纤维	0.3克

樱桃含铁量高，位于各种水果之首。而铁是合成人体血红蛋白、肌红蛋白的原料，在人体免疫、蛋白质合成及能量代谢等过程中，发挥着重要的作用，同时也与大脑及神经功能、衰老过程等有着密切关系。常食樱桃可满足体内对铁元素量的需求，促进血红蛋白再生，既可防治缺铁性贫血，又可增强体质，健脑益智。

● 食用注意

❶ 樱桃虽然有很高的营养价值和保健作用，但不可一次吃太多，不利于控制血糖。樱桃中还含有丰富的铁，有研究表明，人体内铁储存过量，是导致和加重糖尿病的危险因素，未患缺铁性贫血的糖尿病患者不要盲目补铁。

❷ 选购时看樱桃外观颜色，如果是深红或者偏暗红色的，通常就比较甜，暗红色的最甜，鲜红色的略微有点酸；其次是用手轻轻捏一下樱桃，如果是有弹性的、很厚实的，那说明这樱桃很甜，水分也比较充足。反之，如果樱桃很软，那说明太熟了；再就是选外表皮稍稍硬的好，因为这样的樱桃果蝇钻不进去，不会留下虫卵；最后要看其顶部的果梗，应该要挑选绿色的。樱桃较易破损及变质，应轻拿轻放，放置于冰箱冷藏保存并尽快吃完。

● 食补搭配

樱桃+枸杞子

枸杞滋补肝肾、益精明目，与樱桃榨汁饮用，补肝肾的作用更加突出。

樱桃+龙眼

龙眼能益心脾、补气血，与樱桃搭配炖食，具有健脾补肾、养血安神的作用，可用于治疗津液气血不足症，对体弱者和女性来说最为适用。

樱桃鲜奶

材料

樱桃90克，脱脂牛奶250毫升

做法

1. 洗净的樱桃去蒂，切成粒。
2. 砂锅中注水烧开，倒入备好的脱脂牛奶拌匀，煮至沸，倒入切好的樱桃，拌匀，略煮片刻。
3. 把煮好的樱桃牛奶盛出，装碗中即可。

功效

脱脂牛奶含有人体生长发育所需的全部氨基酸，与樱桃搭配能补血益气、健脾和胃、滋补肝肾。

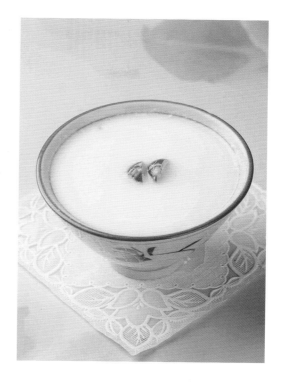

樱桃草莓汁

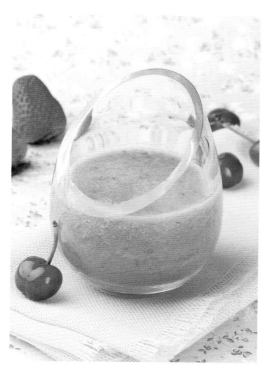

材料

草莓95克，樱桃100克，蜂蜜30克

做法

1. 洗净的草莓切开，切成小瓣儿；洗净的樱桃对半切开，剔去核，待用。
2. 备好榨汁机，倒入草莓、樱桃，倒入适量凉开水，盖上盖，调整旋钮开始榨汁。
3. 待果汁榨好，倒入杯中，淋上备好的蜂蜜，即可饮用。

功效

草莓搭配上含有丰富维生素C的樱桃，补血益气、美白养颜的功效明显。

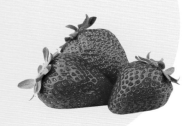

草莓

清肺化痰

推荐用量
每日50~100克

● 性味归经

性凉，味甘、酸。归肺、脾经。

● 食养功效

每100克所含基础营养素	
热量	30千卡
糖类	7.1克
蛋白质	1克
脂肪	0.2克
膳食纤维	1克

草莓含有丰富的B族维生素、维生素C和铁、钙、磷等多种营养成分，是老少皆宜的上乘水果。草莓具有清肺化痰、补虚补血、健胃降脂、润肠通便等作用。

草莓具有润肺生津、健脾和胃、利尿消肿、解热祛暑、解酒的功效，适用于肺热咳嗽、积食腹胀、食欲不振、小便短少、暑热烦渴等。草莓中还含有一种胺类物质，对白血病、再生障碍性贫血等血液病也有辅助治疗作用。此外，还富含鞣花酸，是一种抗氧化物质，可保护细胞不受致癌物质的损伤，提高免疫力，美白牙齿和皮肤。

● 食用注意

❶ 好的草莓个头比较小，呈比较规则的圆锥形。在选购的时候对于个头大的草莓、形状过于奇怪的草莓要尤其谨慎。

❷ 好的草莓颜色均匀，色泽红亮，味道清香，表面颗粒过于红的草莓要特别警惕。勿沾水，在10℃以下、0℃以上的条件下保存。

● 食补搭配

葡萄+草莓

葡萄和草莓中都含有丰富的铁元素，二者一起食用可促进人体对铁的吸收，预防贫血。

草莓+芹菜

具有降压利尿、降糖消脂、防癌抗癌的功效。

草莓土豆泥

🍓 材料
草莓35克，土豆170克，牛奶50毫升，黄油、奶酪各适量

🍲 做法
1. 将洗净去皮的土豆切薄片，装入盘中，放入少许黄油；草莓剁成泥。
2. 蒸锅注水烧开，放土豆片蒸熟，取出捣成泥，放入奶酪、牛奶拌匀。
3. 取一个小碗，盛入拌好的材料，点缀上草莓泥即可。

🍵 功效
具有养肝明目、润肺生津、促进消化等功效。

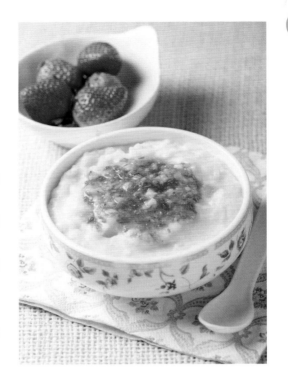

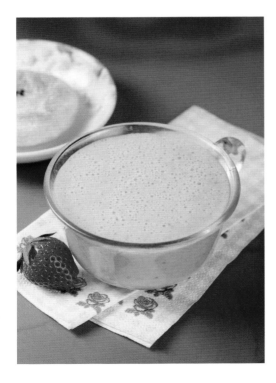

草莓香蕉奶糊

🍓 材料
草莓80克，香蕉100克，酸奶100克

🍲 做法
1. 将香蕉去皮，切丁；洗好的草莓去蒂，对半切开，备用。
2. 取榨汁机，选择搅拌刀座组合，倒入草莓、香蕉，加入酸奶，盖上盖，选择"榨汁"功能，榨取果汁。
3. 断电后揭开盖，将榨好的果汁奶糊装入杯中即可。

🍵 功效
具有促进生长发育、开胃消食、益气补虚等功效。

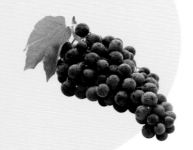

葡萄

滋补肝肾

推荐用量
每日100克

● 性味归经

性平，味甘、酸。归肺、脾、肾经。

● 食养功效

每100克所含基础营养素	
热量	43千卡
糖类	10.3克
蛋白质	0.5克
脂肪	0.2克
膳食纤维	0.4克

葡萄营养丰富，含有抗恶性贫血作用的维生素
B_{12}，常食葡萄有益于治疗恶性贫血。葡萄中还含有天
然的聚合苯酚，能与病毒或细菌中的蛋白质化合，使
之失去传染疾病的能力，常食葡萄对于脊髓灰白质病毒及其他一些病毒有良好杀
灭作用，而使人体产生抗体。

葡萄具有滋补肝肾、养血益气、强壮筋骨、生津除烦、健脑养神的功效。葡
萄不仅能抗病毒杀细菌，降低胃酸，还可以补益和兴奋大脑神经，甚至还能起到
防癌抗癌的效果，对泌尿系统感染、高血压、高血脂等病症有一定食疗效果。平
常多吃葡萄，可以缓解手脚冰冷、腰痛、贫血等现象，提高免疫力。

● 食用注意

❶ 葡萄可直接食用、榨汁、做沙拉、做果酱、做葡萄干、做罐头、酿酒等，葡萄
制成干后，糖和铁的含量均相对增加，是儿童、妇女和体虚贫血者的滋补佳品。

❷ 清洗葡萄一定要彻底，先把果粒都摘下来，用清水泡5分钟左右，再逐个清
洗，吃葡萄最好连葡萄皮一块吃，因为皮中营养成分非常丰富。

❸ 应选择颗粒大小均匀整齐、饱满、表面有白霜的，新鲜葡萄枝梗翠绿不干瘪，
提起后与果实连接牢固。挑选葡萄可尝最下端的一颗，如果很甜，则整串葡萄都
甜。葡萄保留时间很短，购买后最好尽快吃完，吃不完的可用保鲜袋密封好，放
入冰箱能保存4~5天。

● 食补搭配

〔 葡萄+枸杞 〕

葡萄和枸杞均有养血补血的功效，二者搭配食用可滋阴补血。

葡萄桑葚蓝莓汁

🍓 材料

葡萄100克，桑葚30克，蓝莓30克，柠檬汁少许，蜂蜜20克

🥣 做法

1. 将葡萄、桑葚、蓝莓洗净备用。
2. 备好榨汁机，倒入葡萄、桑葚、蓝莓，再倒入柠檬汁，倒入少许清水，盖上盖，调转旋钮至1挡，榨取果汁。
3. 将榨好的果汁倒入杯中，再淋上备好的蜂蜜即可。

☕ 功效

具有乌发美容、防癌抗癌、益气补血等功效。

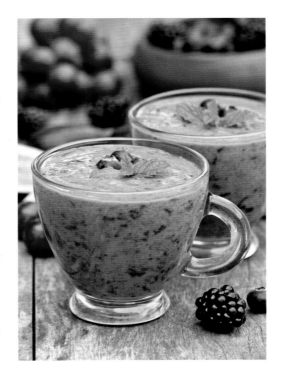

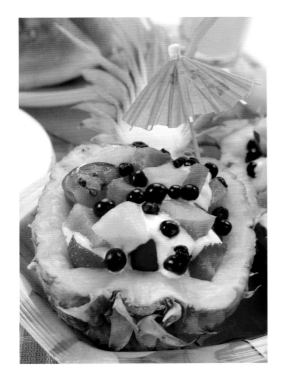

菠萝水果船

🍓 材料

葡萄80克，蓝莓30克，菠萝半个，西瓜100克，草莓50克，酸奶50克

🥣 做法

1. 洗净的草莓对半切开；洗好的葡萄摘取下来；西瓜切成丁；菠萝取出肉，留菠萝盅备用。
2. 将酸奶倒入菠萝盅，摆放上葡萄、蓝莓、菠萝肉、西瓜、草莓，拌匀即可食用。

☕ 功效

有滋补肝肾、养血益气、强壮筋骨、生津除烦、健脑养神的功效。

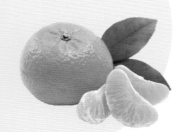

橘子

理气解郁

推荐用量
每日1~2个

● 性味归经

味酸、甘，性温。归肝、肺、脾、胃经。

每100克所含基础营养素	
热量	47千卡
糖类	11.1克
蛋白质	0.8克
脂肪	0.2克
膳食纤维	0.6克

● 食养功效

橘子含有丰富的维生素，其中含有的维生素A，可预防色素沉淀、增进皮肤光泽与弹性、减缓衰老、避免肌肤松弛生皱；而维生素P，是维护血管健康的重要营养素，能强化微血管弹性。

橘子具有理气解郁、化痰止渴、消食、醒酒的功效。对胸闷郁结、不思饮食，或伤食饱满、醉酒口渴以及急慢性气管炎、肝炎、胆囊炎、高血压、血管硬化等患者有一定食疗效果。

● 食用注意

❶ 橘子既可以直接吃，也可榨汁、做果茶、做沙拉或与其他食物搭配制作成菜肴食用，如蒸蛋羹，或与排骨、鱼、鸡肉等搭配做成带有橘子香味的菜肴等；不宜吃过多柑橘类水果，以免皮肤黄染，甚至出现恶心、呕吐等现象。

❷ 好的橘子呈色泽闪亮的橘色或深黄色，橘子底部是灰色的小圆圈，从侧面看，有长柄的那一端是凹进去的。另外，皮薄透过橘皮能闻见阵阵清香，用手轻捏表皮会冒一些油出来的也是好橘子。把橘子放入小苏打水中浸一下，拿出来让它自然风干，再装进保鲜袋中密封保存，可保存1~3个月。

● 食补搭配

橘子+蛋黄酱

橘子中的维生素C与蛋黄酱所含的维生素E搭配，有助于血液循环、护肤、防老、抗癌。

橘子豌豆炒玉米

🍅 材料

玉米粒70克，豌豆95克，橘子肉120克，葱段少许，盐1克，鸡粉1克，水淀粉、食用油各适量

🍲 做法

1. 锅中注水烧开，加盐、食用油，倒入玉米粒、豌豆煮断生后捞出。
2. 锅中倒油烧热，放葱段爆香，放入玉米粒、豌豆、橘子肉翻炒。
3. 加盐、鸡粉、水淀粉炒匀即可。

🍵 功效

具有消除疲劳、开胃消食等功效。

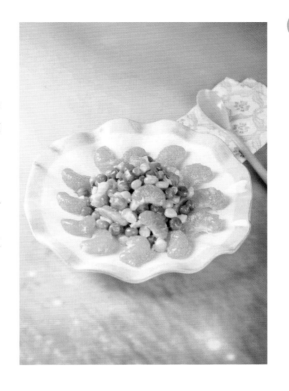

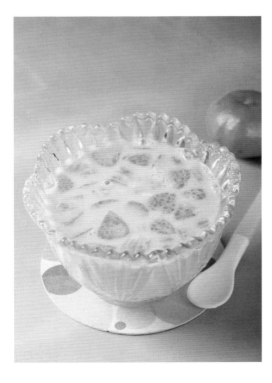

橘子酸奶

🍅 材料

橘子肉70克，橘子汁25毫升，酸奶200克，蜂蜜适量

🍲 做法

1. 处理好的橘子肉切成小块，备用。
2. 取一个小碗，放入橘子肉，倒入酸奶，再加入橘子汁，淋入适量蜂蜜，搅拌片刻使味道均匀。
3. 另取一个玻璃杯，倒入拌好的橘子酸奶即可。

🍵 功效

有健脾养胃、补中益气的功效，能促进血液循环，改善体质。

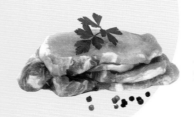

猪瘦肉

滋阴润燥

推荐用量
每餐80克

• 性味归经

性温，味甘、咸。归脾、胃、肾经。

• 食养功效

每100克所含基础营养素	
热量	143千卡
糖类	1.5克
蛋白质	20.3克
脂肪	6.2克
膳食纤维	0克

猪肉营养丰富，含有丰富的维生素B_1，可以使身体感到更有力气。猪肉还能提供人体必需的脂肪酸。而猪肉中含有的有机铁可为人体提供血红素和促进铁吸收的半胱氨酸，能改善缺铁性贫血。

猪瘦肉性温，味甘、咸，归脾、胃、肾经，猪瘦肉中主要含有蛋白质、脂肪、维生素B_1、维生素B_2、磷、钙、铁等营养素，具有滋阴润燥、补虚养血、补中益气的功效，对于咽喉干痛、肠道枯燥、大便秘结等病症有良好的食疗效果。用于辅助治疗温热病后，热退津伤，口渴喜饮，肺燥咳嗽，干咳痰少，咽喉干痛，肠道枯燥，大便秘结，气血虚亏，身体羸弱等病症。

• 食用注意

❶ 快炒能较完整地保留猪肉中的营养成分，在炒猪肉时适当放一点大蒜，可以延长维生素B_1在人体内停留的时间，能促进血液循环，消除身体疲劳、增强体质。

❷ 猪瘦肉烹调前莫用热水清洗，因猪肉中含有一种肌溶蛋白的物质，在15℃以上的水中易溶解，若用热水浸泡就会散失很多营养物质，同时口味也欠佳。

❸ 鲜猪肉皮肤呈乳白色，脂肪洁白且有光泽。肌肉呈均匀红色，表面微干或稍湿，但不黏手，弹性好，指压凹陷立即复原，具有猪肉固有的鲜、香气味。正常冻肉呈坚实感，解冻后肌肉色泽、气味、含水量等均无异常。

• 食补搭配

猪瘦肉+黑木耳

黑木耳具有防肝癌、保护血管和补血养血的功效，能够补虚养血、润肠通便。猪瘦肉和黑木耳搭配食用还可以降低心血管病发病率。

海马无花果瘦肉汤

🍲 材料

瘦肉200克，红枣15克，枸杞15克，海马2只，淮山20克，无花果30克，姜片少许，盐2克

🍲 做法

1. 洗净的瘦肉切块，余水后捞出备用。
2. 锅中注水，倒入瘦肉、姜片、红枣、枸杞、海马、淮山、无花果，大火煮开转小火煮3小时，加盐调味。
3. 关火后盛出煮好的汤，装碗中即可。

🍲 功效

本品具有润肺止咳、清热利咽的功效，对肺热咳嗽有较好的疗效。

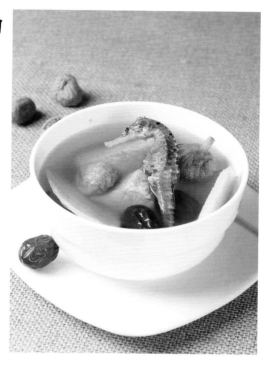

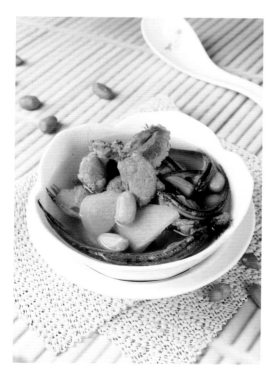

花生瘦肉泥鳅汤

🍲 材料

花生200克，瘦肉300克，泥鳅350克，姜片少许，盐3克，胡椒粉2克

🍲 做法

1. 处理好的瘦肉切成块，余水后捞出。
2. 砂锅中注水烧热，倒入瘦肉、花生、姜片，盖上锅盖，转小火煮1个小时，倒入泥鳅，加入少许盐、胡椒粉，搅匀调味，再续煮5分钟，使食材入味。
3. 将煮好的汤盛出装入碗中即可。

🍲 功效

本品具有补气健脾、益肾利尿等功效，适合肾气虚弱者食用。

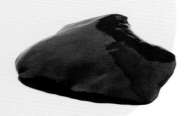

猪肝

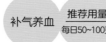

补气养血

推荐用量
每日50~100克

性味归经

性温，味甘、苦。归肝经。

食养功效

每100克所含基础营养素	
热量	134千卡
糖类	5克
蛋白质	19.3克
脂肪	3.5克
膳食纤维	0克

猪肝富含维生素A和铁、锌、铜等矿物质，有很好的养肝、明目、补铁补血作用。猪肝适合气血虚导致肺濡养不足、阴虚火旺者食用。

猪肝营养丰富，富含蛋白质、卵磷脂、维生素及多种矿物质和微量元素，其中含有的丰富的维生素A，可使眼睛明亮，能保护视力。其中以铁和磷的含量较高，而这些元素是造血不可缺少的原料，能预防贫血。

猪肝具有补气养血、养肝明目等功效。主要用于增强人体免疫力、抗氧化、防衰老、延年益寿，也具备一定的抗肿瘤的作用。适宜气血虚弱，面色萎黄，缺铁性贫血者，以及肝血不足所致的视物模糊不清，夜盲症，眼睛干燥症的人群食用。据近代医学研究发现，猪肝还具有多种抗癌物质，如维生素C、硒等，而且肝脏还具有较强的抑癌能力和含有抗疲劳的特殊物质。

食用注意

❶ 猪肝放入沸水锅中余烫片刻，再放入锅中煮熟，会更有利于健康。

❷ 新鲜的猪肝呈褐色或紫色，用手按压坚实有弹性，有光泽，无腥臭异味。切好的肝一时吃不完，可用豆油将其涂抹搅拌，然后放入冰箱内，可延长保鲜期。

食补搭配

猪肝+花生

猪肝和花生同食，可以养血、清肺火，改善阴虚火旺所致的干咳、盗汗、手足心热、失眠、舌红等症状。

猪肝+白菜

白菜清热去火，猪肝养肝补血，两者同食可补血养颜、清肺养胃。

五味子炖猪肝

🍲 材料

猪肝200克，红枣、姜片各20克，五味子10克，盐、鸡粉各2克，料酒10毫升

🍲 做法

1. 处理好的猪肝切片，余水后捞出，装入炖盅里，备用。
2. 锅中注水烧开，放姜片、五味子、红枣，淋入料酒，加盐、鸡粉拌匀，煮沸，将煮好的汤料盛入炖盅里，放入烧开的蒸锅中，用中火炖1小时即可。

🍲 功效

可养肝明目、补铁、补血，适合气血虚导致阴虚火旺者食用。

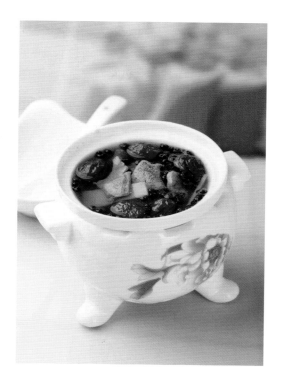

青菜猪肝汤

🍲 材料

猪肝90克，菠菜30克，高汤200毫升，胡萝卜25克，西红柿55克，盐2克，食用油适量

🍲 做法

1. 将洗净的菠菜切碎；洗好的猪肝、西红柿、胡萝卜切成粒。
2. 用油起锅，倒入适量高汤，加入适量盐，倒入胡萝卜、西红柿，烧开，放入猪肝，拌匀煮沸，下入切好的菠菜搅拌均匀，用大火烧开。
3. 将锅中汤料盛出，装入碗中即可。

🍲 功效

有养肝明目、补气补血的功效。

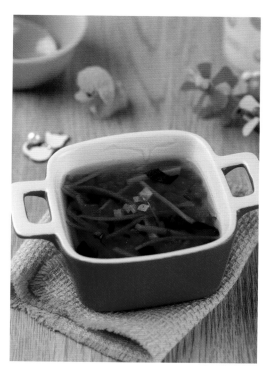

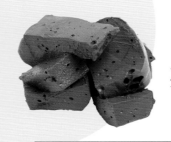

猪血

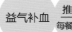

益气补血

推荐用量
每餐50~100克

性味归经

性平，味咸。归肝、脾经。

食养功效

每100克所含基础营养素	
热量	55千卡
糖类	0.9克
蛋白质	12.2克
脂肪	0.3克
膳食纤维	0克

猪血中的血浆蛋白被人体内的胃酸分解能产生一种解毒、清肠分解物，能够与侵入人体内的粉尘、有害金属微粒发生化合反应，从而将毒素排出体外，堪称人体污物的"清道夫"。长期接触有毒有害粉尘的人，应多吃猪血。另外，猪血富含铁，对贫血而面色苍白者有改善作用。

猪血中的铁为血红素铁，在肠道的吸收利用率较高，可补充人体所需的铁元素，预防缺铁性贫血等症。

食用注意

❶ 猪血在烹饪之前最好先用沸水汆透，猪血有腥气，不宜单独烹饪，烹饪的时候可以配葱、姜、蒜和辣椒去腥。

❷ 猪血颜色呈深红色，较硬，用手碰时，容易破碎；猪血切开后，如果切面光滑平整，看不到有气孔，说明有假，如果切面粗糙，有不规则小孔说明是真猪血；真猪血有股淡淡的腥味，如果闻不到一点腥味，可能是假的，而假的不宜选购。鲜猪血可以用盐水浸泡后放入冰箱保存，但时间不宜过长。

食补搭配

猪血+菠菜

菠菜中富含膳食纤维和铁元素以及多种维生素，猪血提供蛋白质和氨基酸，猪血和菠菜搭配食用既营养全面，又能润肠通便、补血。

猪血+韭菜

猪血富含蛋白质和多种氨基酸，还能排毒、补血；韭菜中含有丰富的膳食纤维，能够养肝气、排肠毒。猪血和韭菜搭配食用有清肺健胃的功效。

猪血山药汤

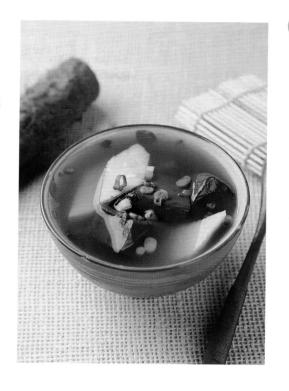

材料

猪血270克，山药70克，葱花少许，盐2克，胡椒粉少许

做法

1. 洗净去皮的山药切片；猪血切小块，汆水后捞出待用。
2. 锅中注水烧开，倒入猪血、山药，盖上盖，烧开后用中小火煮约10分钟，加盐拌匀，关火后待用。
3. 取一个汤碗，撒入少许胡椒粉，盛入锅中的汤料，点缀上葱花即可。

功效

有益气补血、养肝清肺的功效。

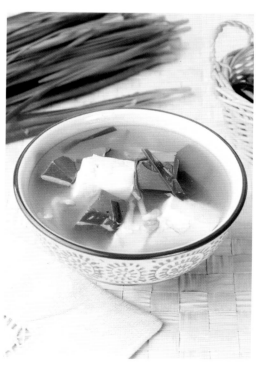

猪红韭菜豆腐汤

材料

韭菜85克，豆腐140克，黄豆芽70克，高汤300毫升，猪血150克，盐、鸡粉、白胡椒粉各2克，芝麻油5毫升

做法

1. 洗净的豆腐切块，猪血切小块，洗好的韭菜切段，洗净的黄豆芽切段。
2. 锅置火上，倒高汤烧开，倒入豆腐、猪血煮沸，放黄豆芽、韭菜煮3分钟。
3. 加盐、鸡粉、白胡椒粉、芝麻油，搅拌至入味，关火后盛出即可。

功效

有补中益气、清热润燥的功效。

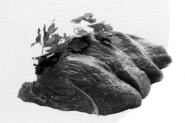

牛肉

补中益气

推荐用量
每餐50~80克

性味归经

性平，味甘。归脾、胃经。

每100克所含基础营养素	
热量	106千卡
糖类	1.2克
蛋白质	20.2克
脂肪	2.3克
膳食纤维	0克

食养功效

牛肉中的肌氨酸含量比其他食品都高，使它对增长肌肉、增强力量和耐受力特别有效。肌氨酸是肌肉燃料之源，可以有效补充三磷酸腺苷，使训练能坚持得更久。另外富含丰富的铁元素，是造血必需的矿物质。

牛肉具有补中益气、滋养脾胃、强健筋骨、化痰息风、止渴止涎的功效。适用于中气下陷、气短体虚、筋骨酸软和贫血久病及面黄目眩之人食用。

食用注意

❶ 牛肉可用炒、爆、蒸、炖、酱、涮、煲汤等方式烹饪，营养又鲜美，而煎和烤这两种烹调方式油分太大，不利于肠胃消化吸收，而且烹饪过程中，由于温度过高也会损失不少营养，因此牛肉用于煲汤和炒食最为适宜。炒牛肉片之前，先用啤酒将面粉调稀，淋在牛肉上，拌匀后腌30分钟，可增加牛肉的鲜嫩程度。

❷ 选购和储存牛肉应注意，新鲜牛肉有光泽，红色均匀，脂肪洁白或淡黄色，外表微干或有风干膜，不黏手，弹性好。

❸ 牛肉不易熟烂，烹饪时放一个山楂、一块橘皮或一点茶叶可以使其易烂。

食补搭配

牛肉+芹菜

芹菜中含有芹菜油，具有降血压、镇静、健胃的功效，牛肉与芹菜搭配食用，既有牛肉提供的优质蛋白质，又有芹菜提供的膳食纤维，还有降低血压的功效。

牛肉+土豆

牛肉和土豆搭配食用，可以利用牛肉富含蛋白质的优势弥补土豆的不足，而土豆能提供足够的热量，二者搭配食用能保护胃黏膜。

牛肉炖鲜蔬

材料

牛肉200克，土豆150克，胡萝卜100克，青豌豆50克，姜片、红椒各少许，盐2克，胡椒粉、料酒各适量

做法

1. 把洗净的牛肉、土豆、胡萝卜切块。
2. 锅中注水烧开，放入姜片、牛肉、料酒，用大火煮沸，掠去浮沫，放入青豌豆，用小火煲煮约30分钟。
3. 倒入土豆、胡萝卜、红椒，再煮15分钟，加盐、胡椒粉，拌匀调味即可。

功效

具有补中益气、健脾养胃的功效。

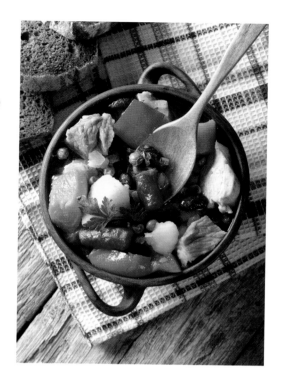

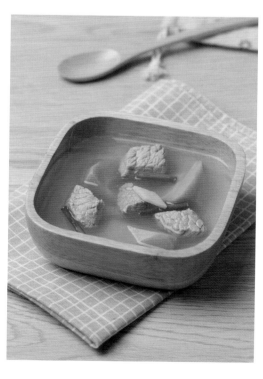

牛肉胡萝卜汤

材料

牛肉120克，胡萝卜70克，高汤800毫升，葱花、姜片、黄油各少许

做法

1. 洗净的牛肉、胡萝卜切块。
2. 煎锅置于火上，倒入黄油拌匀，倒入牛肉炒匀至其变色。
3. 放入备好的胡萝卜，炒至变软，倒入高汤，放姜片、葱花，搅拌均匀，用中火煮10分钟至食材入味。
4. 关火后盛出煮好的牛肉汤即可。

功效

有补中益气、养脾胃、强筋骨等功效。

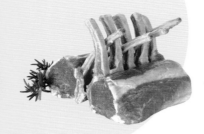

羊肉

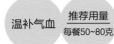

温补气血 | 推荐用量
每餐50~80克

性味归经

性热，味甘。归脾、胃、肾、心经。

每100克所含基础营养素	
热量	203千卡
糖类	0.2克
蛋白质	14.6克
脂肪	3.9克
膳食纤维	0克

食养功效

中医学认为，羊肉味甘而不腻，性温而不燥，具有补肾壮阳、暖中祛寒、温补气血、开胃健脾的功效。常吃羊肉可益气补虚，促进血液循环，使皮肤红润，增强御寒能力；羊肉还能促进消化酶分泌，帮助消化，保护胃壁。

食用注意

❶ 羊肉性热，感冒发热、高血压、肝病、急性肠炎和其他感染病者应忌食。此外，夏秋季节气候燥热，不宜过多食用羊肉。

❷ 炖羊肉时放一些山楂有助于肉质熟烂；炒羊肉时放少许葱、姜、孜然、蒜等作料可有效去除膻味。羊肉中有很多膜，切丝之前应先将其剔除，否则炒熟后影响口感。

食补搭配

羊肉+山药

山药能滋阴补肾，与羊肉炖食，具有补气养血、暖肾补肝的作用，可预防贫血，提高细胞活性，改善脸部气色。

羊肉+当归

当归能养血调经，与羊肉炖食，可提高机体抗寒能力，恢复体力，改善女性宫寒所致痛经、月经不调。

山药羊排汤

材料
羊肉300克，山药块250克，葱段、姜片各少许

做法
1. 锅中注水烧开，倒入洗净的羊肉块拌匀，煮约2分钟后捞出过冷水，装盘备用。
2. 锅中注水烧开，倒入山药块、葱段、姜片、羊肉拌匀，用大火烧开后转至小火炖煮约40分钟。
3. 揭开盖，捞出煮好的羊肉切块，装入碗中，浇上锅中煮好的汤水即可。

功效
有暖中祛寒、温补气血的功效。

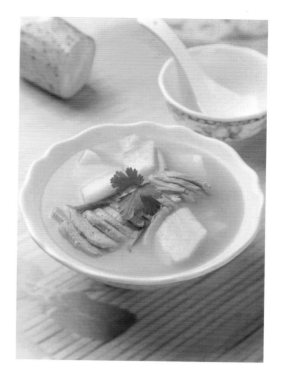

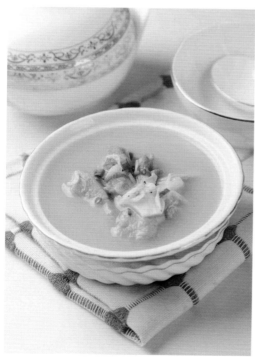

羊肉虾皮汤

材料
羊肉150克，虾米50克，蒜片、葱花各少许，盐2克，高汤适量

做法
1. 砂锅注入高汤煮沸，放入洗净的虾米，加入蒜片，用小火煮约10分钟。
2. 放入洗净切片的羊肉，烧开后煮15分钟至熟，加少许盐调味。
3. 关火后盛出煮好的汤料，装入碗中，撒上葱花即可。

功效
具有补肾壮阳、温补脾胃、补肝明目等功效。

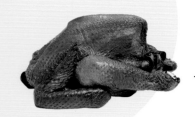

乌鸡

滋阴补肾

推荐用量
每餐100~150克

性味归经

性平，味甘。归肝、肾经。

食养功效

乌鸡中氨基酸的含量要普遍高于其他鸡，而丰富的氨基酸可以为人体提供体内合成氨基酸的原料，能提高身体的功能，增强人体的抵抗力。此外，乌鸡中矿物质铁元素的含量也较高，而铁是机体造血不可或缺的原料，能预防缺铁性贫血。

乌鸡具有滋阴补肾、养血添精、益肝退热、补虚的功效，能调节人体免疫功能，抗衰老。乌鸡体内的黑色物质含铁、铜元素较高，对于病后贫血者具有补血、促进康复的食疗作用。

每100克所含基础营养素	
热量	111千卡
糖类	0.3克
蛋白质	22.3克
脂肪	2.3克
膳食纤维	0克

食用注意

❶ 乌鸡不适合感冒发热者、咳嗽多痰者、温热内蕴者、腹胀者、急性菌痢肠炎者、皮肤疾病者食用。

❷ 乌鸡用于食疗，多与银耳、黑木耳、茯苓、山药、红枣、冬虫夏草、莲子、天麻、芡实、糯米或枸杞配伍；将20克天麻温水浸泡一天后与一只乌骨鸡猛火烧开，文火慢炖，可治神经衰弱症；乌鸡用陈年老醋炖对糖尿病有改善作用。

❸ 新鲜的乌鸡鸡嘴干燥，富有光泽，口腔黏液呈灰白色，洁净没有异味；皮肤毛孔隆起，表面干燥而紧缩；肌肉结实，富有弹性。

食补搭配

阿胶+乌鸡

乌鸡能增强人体免疫力，抗衰老，具有养血填精的功效，与阿胶搭配煲汤食用，可改善妇女虚劳所致的月经不调、潮热虚劳、腰膝酸软以及术后体虚等症。

乌鸡+四季豆

二者同食，富含优质蛋白、膳食纤维和维生素，能够更好地满足人体营养需求。

虫草花炖乌鸡

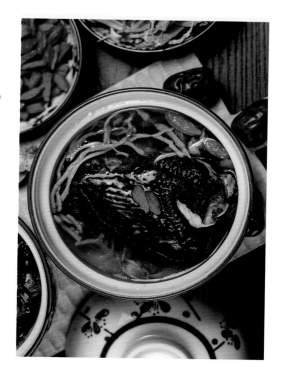

🍲 材料

当归20克，虫草花20克，乌鸡肉250
克，盐5克

🍲 做法

1. 当归、虫草花洗净；当归切成片。
2. 乌鸡洗净，放入开水中煮5分钟，取出
   过冷水。
3. 将当归、乌鸡肉、虫草花一起放入锅
   中，加水适量，大火煮开，转小火续
   煮2小时，加盐调味即可。

🍲 功效

虫草花化瘀定痛、活血止血；乌鸡调补
气血，可改善出血过多引起的贫血。

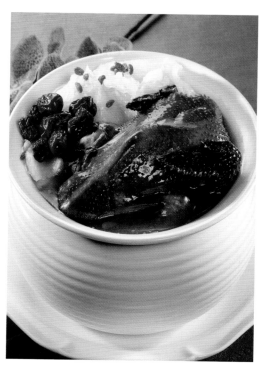

银耳枸杞乌鸡汤

🍲 材料

乌鸡肉250克，水发银耳60克，红枣20
克，枸杞5克，盐3克

🍲 做法

1. 乌鸡洗净，放入开水中煮5分钟，取出
   过冷水。
2. 锅中注水烧开，放入乌鸡、银耳、红
   枣、枸杞，大火煮沸，盖上盖，用小
   火煲煮约1小时。
3. 加少许盐调味，关火后盛出即可。

🍲 功效

具有益气补血、滋阴清热的功效，适合
气血两虚的更年期综合征患者食用。

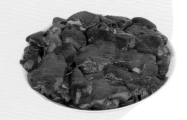

鸡肝

补血益气

推荐用量
每日50~120克

性味归经

性微温，味甘、苦、咸。归肝、肾经。

食养功效

鸡肝中维生素含量较高，其中数维生素A最为丰富，具有维持正常生长和生殖功能的作用，能保护眼睛，维持正常视力，防止眼睛干涩、疲劳，维持健康的肤色等。鸡肝中铁质也丰富，是补血食品中最常用的食物。

经常食用动物肝还能补充维生素B_2，维生素B_2是人体生化代谢中许多酶和辅酶的组成部分，在细胞增殖及皮肤生长中发挥着间接作用。

动物肝脏含铁丰富，铁质是产生红细胞必需的元素，一旦缺乏便会感觉疲倦，面色青白。适量进食动物肝脏可使皮肤红润，所以常食动物肝脏还有益于皮肤健康生长。

每100克所含基础营养素	
热量	121千卡
糖类	2.8克
蛋白质	16.6克
脂肪	4.8克
膳食纤维	0克

食用注意

❶ 贫血者和常在电脑前工作的人尤为适合食用鸡肝；高胆固醇血症、肝病、高血压和冠心病患者应少食。

❷ 新鲜的鸡肝，买回以后简单冲水处理一下，然后用放了盐和花椒大料的水煮熟，15~20分钟即可，千万别煮太长时间，老了就不好吃了。

❸ 选购鸡肝时首先闻气味，新鲜的是扑鼻的肉香，变质的会有腥臭等异味；其次，看外形，新鲜的是自然充满弹性，次的是失去水分后，边角干燥；最后，看颜色，健康的熟鸡肝有淡红色、土黄色、灰色，都属于正常，黑色要么不是新鲜的，或者是酱腌的，鲜红色是加了色素的。鸡肝宜冷藏。

食补搭配

鸡肝+大米

二者同食，能辅助治疗贫血及夜盲症。

软煎鸡肝

材料

鸡肝80克，蛋清50毫升，面粉40克，盐1克，料酒2毫升，食用油适量

做法

1. 锅中注水，放入鸡肝，加盐、料酒，烧开后煮5分钟，把鸡肝取出，切片。
2. 把面粉倒入碗中，加入蛋清搅拌均匀，制成面糊。
3. 煎锅注油烧热，将鸡肝裹上面糊，放入煎锅中，用小火煎出香味，翻面，略煎至鸡肝熟，取出装盘即可。

功效

有益气补血、补肝益肾的功效。

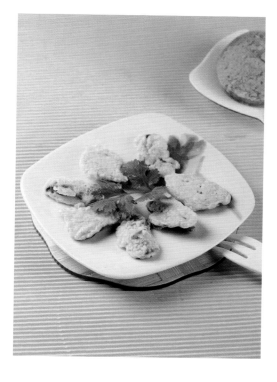

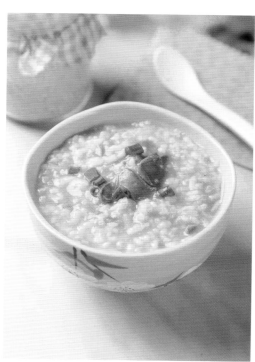

鸡肝粥

材料

鸡肝200克，水发大米500克，姜丝、葱花各少许，盐1克，生抽5毫升

做法

1. 洗净的鸡肝切条。
2. 砂锅注水，倒入泡好的大米，拌匀，加盖，用大火煮开后转小火续煮40分钟，揭盖，倒入鸡肝、姜丝、盐、生抽拌匀，稍煮5分钟至鸡肝熟透。
3. 揭盖，放入葱花拌匀，盛出即可。

功效

具有补血、滋补肝脏、保护视力、保健肌肤等功效。

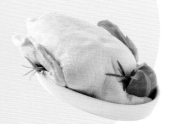

鸭肉

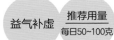

益气补虚

推荐用量
每日50~100克

性味归经

性寒，味甘、咸。归脾、胃、肺、肾经。

食养功效

每100克所含基础营养素	
热量	149千卡
糖类	0.2克
蛋白质	17.3克
脂肪	9克
膳食纤维	0克

鸭肉含有丰富的维生素，所含B族维生素和维生素E较其他肉类多，是气血虚弱者日常滋补的很好选择，有抗氧化抗衰老、滋阴养颜的效果。鸭肉性寒，尤其适于体内有热、上火、食欲不振、大便干燥、产后病后体虚、盗汗、月经量少、咽干口渴者食用。

鸭肉不仅脂肪含量低，且所含脂肪主要是不饱和脂肪酸，能起到保护心脏的作用。

食用注意

❶ 选购鸭子时应购买嫩鸭和散养鸭。识别是否是嫩鸭最关键的是看鸭脚，脚掌皮薄，无僵硬现象，脚尖磨损脚腕间的突出物短的是嫩鸭。

❷ 选散养鸭，识别的方式也是看脚，散养鸭的鸭爪细而尖长，粗糙有力，而圈养鸭脚短、爪粗圆而肉厚。另外，不宜选购病死和肉质不新鲜的鸭子。要选择肌肉新鲜紧密、脂肪有光泽的鸭肉。

食补搭配

鸭肉+白菜

二者搭配，适合肠胃有热、食欲不振、贫血等的患者食用。

鸭肉+桂圆

二者搭配食用，适合神疲乏力、贫血、肺胃阴虚等患者。

粉蒸鸭肉

材料

鸭肉350克，蒸肉米粉50克，水发香菇110克，葱花、姜末各少许，盐1克，甜面酱30克，五香粉5克，料酒5毫升

做法

1. 取一个蒸碗，放入鸭肉，加入盐、五香粉，再加入少许料酒、甜面酱，倒入香菇、葱花、姜末，搅拌匀，倒入蒸肉米粉，搅拌片刻。
2. 蒸锅上火烧开，放入鸭肉，盖上锅盖，大火蒸30分钟至熟透，掀开锅盖，将鸭肉取出，将鸭肉扣在盘中即可。

功效

有清热开胃、滋阴养颜的功效。

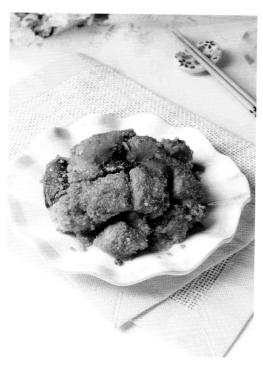

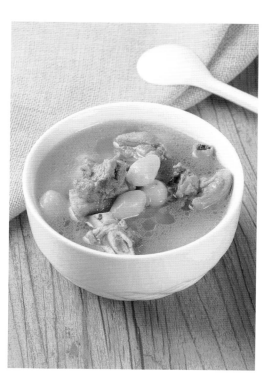

白果老鸭汤

材料

鸭肉块350克，白果仁100克，料酒20毫升，姜片6克，盐2克

做法

1. 锅中注水烧开，放入洗好的鸭肉块，余煮约2分钟，捞出待用。
2. 锅中倒入煮好的鸭肉块，注入约500毫升清水，加入姜片、料酒，搅匀，煮约2分钟至沸腾，掠去浮沫，用小火炖1小时。
3. 加入白果煮熟，加盐调味即可。

功效

有滋补养颜、清热降火的功效。

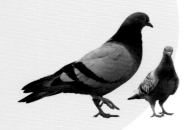

鸽子

补肝壮肾

推荐用量
每餐80克

性味归经

性平，味咸。归肝、肾经。

食养功效

鸽肉内含有丰富的软骨素，可与鹿茸中的软骨素相媲美，经常食用，具有改善皮肤细胞活力，增强皮肤弹性，改善血液循环，使面色红润等功效。鸽肉中蛋白质含量高，有"一鸽胜九鸡"的说法，可以为人体提供合成氨酸的原料，能增强体力。

鸽肉有补肝壮肾、益气补血、清热解毒、生津止渴等功效。现代医学认为，鸽肉可壮体补肾、健脑补神、提高记忆力、降低血压、调整人体血糖、养颜美容，还可延缓细胞衰老，对脱发、早白有一定疗效。对男子性欲减退、阳痿、早泄、腰膝酸软等症有食疗作用，此外，对贫血、体虚、心脑血管疾病等患者也有一定的辅助疗效。

每100克所含基础营养素	
热量	134千卡
糖类	0克
蛋白质	21.76克
脂肪	4.52克
膳食纤维	0克

食用注意

❶ 鸽肉鲜嫩味美，可做粥、炖、烤、清蒸或煲汤等都能最大限度地保存其营养成分。

❷ 选购鸽肉时以无鸽痘，皮肤无充血痕迹，肌肉有弹性，表皮和肌肉切面有光泽，具有鸽肉固有色泽及气味，无异味者为佳。鸽肉较容易变质，购买后要马上放进冰箱里。如果一次吃不完，应将剩下的鸽肉煮熟保存。

食补搭配

鸽肉+螃蟹

鸽肉有补肾、益气的功效，螃蟹有清热解毒、滋肝阴的功效，二者搭配食用，有滋肾益气的功效。

黄花菜炖乳鸽

🍲 材料

乳鸽肉400克，水发黄花菜100克，红枣20克，姜片、葱段、料酒各少许，盐2克

🍲 做法

1. 将洗净的黄花菜切除根部；乳鸽肉氽水后捞出待用。
2. 锅中注水烧开，放入姜片、葱段、红枣、乳鸽、黄花菜拌匀，淋入适量料酒提味，盖上盖，煮沸后用小火炖煮约1小时，加盐提味，用大火续煮至汤汁入味即可。

🍵 功效

具有清热解毒、补血养虚的功效。

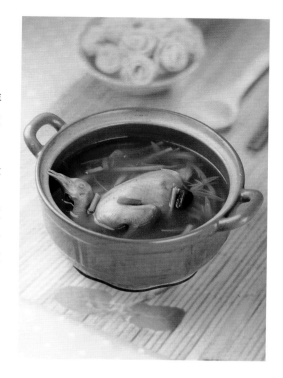

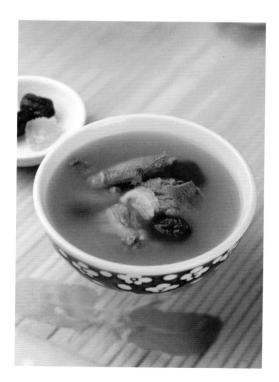

人参煲乳鸽

🍲 材料

乳鸽肉350克，红枣25克，姜片、人参片各10克，盐3克，料酒8毫升

🍲 做法

1. 锅中注水烧开，倒入洗净的乳鸽肉，淋入适量料酒，煮约半分钟，捞出。
2. 锅中注水烧开，倒入乳鸽肉、姜片、红枣、人参片，淋入料酒，盖上盖，煮沸后用小火煮约60分钟。
3. 揭盖，加盐调味，关火后盛出煮好的乳鸽汤，装入汤碗中即可。

🍵 功效

有益气补虚、养血安神的功效。

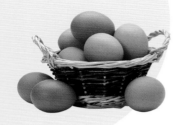

鸡蛋

益气补血

推荐用量
每餐50克

• 性味归经

性平，味甘。归脾、肾、胃、大肠经。

每100克所含基础营养素	
热量	144千卡
糖类	2.8克
蛋白质	13.3克
脂肪	8.8克
膳食纤维	0克

• 食养功效

蛋清中富含大量水分、蛋白质；蛋黄中富含脂肪，其中约10%为磷脂，而磷脂中又以卵磷脂为主，另外还含有胆固醇、钙、磷、铁、无机盐和维生素A、维生素D和维生素B_2等营养物质，有健脾养胃、补充营养的功效。

鸡蛋性平、味甘，有益精补气、润肺利咽、清热解毒、护肤美肤的作用，适宜身体虚弱、贫血、脾胃虚弱、营养不良、女性产后以及老年人高血压、高血脂、冠心病等患者适宜；不适宜肝炎、高热、腹泻、胆石症、皮肤生疮化脓、肾炎等患者食用。

• 食用注意

❶ 白水煮鸡蛋最有利于吸收营养，烹饪鸡蛋的时候要注意不要煮得过久，也不宜做成茶叶蛋，对肠胃不好。炒鸡蛋鲜香味美，但放的油不宜过多，也可在炒完之后将油滤出，再伴以其他食材烹饪。

❷ 选购和保存鸡蛋时应注意，选购时用拇指和中指捏住鸡蛋摇晃，好的鸡蛋没有声音。在20℃左右，鸡蛋可放一周，如果放在冰箱里保存，最多保鲜半个月。

• 食补搭配

鸡蛋+西红柿

鸡蛋富含营养却没有维生素C，与富含维生素C的西红柿搭配，既保证营养全面，又能抗衰养颜。

鸡蛋+韭菜

鸡蛋富含营养，韭菜具有理气活血的功效，鸡蛋和韭菜搭配食用，既经济实惠，又能增进食欲、活血散瘀、温肾壮阳。

牛奶蒸鸡蛋

材料
鸡蛋2个，牛奶250毫升，提子、哈密瓜各适量，白糖少许

做法
1. 把鸡蛋打散；将洗净的提子对半切开；用挖勺将哈密瓜挖成小球状。
2. 把白糖倒入牛奶中，搅匀，加入蛋液搅拌均匀。
3. 将牛奶蛋液放入蒸锅蒸20分钟。
4. 取出，放上提子和哈密瓜即可。

功效
鸡蛋和牛奶富含高蛋白和多种氨基酸，对人体的新陈代谢起着重要作用。

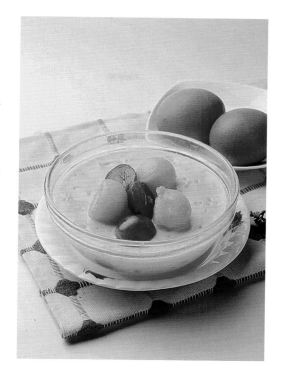

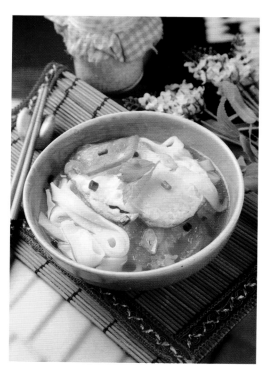

番茄鸡蛋河粉

材料
番茄100克，河粉400克，鸡蛋1个，炸蒜片、葱花各少许，盐2克，鸡粉3克，生抽、食用油各适量

做法
1. 洗净的番茄横刀切片。
2. 锅中注水烧开，倒入河粉煮熟盛出。
3. 用油起锅，打入鸡蛋，煎至成型，倒入番茄，注入清水，加入盐、鸡粉、生抽拌匀入味，盛入装有河粉的碗中，放上炸蒜片、葱花即可。

功效
有清热生津、养阴凉血的功效。

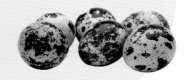

鹌鹑蛋

益气补血

推荐用量
每餐30克

● 性味归经

味甘,性平。归心、肝、肺、肾、胃经。

每100克所含基础营养素	
热量	160千卡
糖类	2.1克
蛋白质	12.8克
脂肪	11.1克
膳食纤维	0克

● 食养功效

鹌鹑蛋虽然小,但是营养价值一点也不少,甚至可以媲美人参。鹌鹑蛋的营养一点都不少于鸡蛋,含有丰富的蛋白质和卵磷脂,还有各种矿物质和维生素,有补气补血的作用,经常食用还能强壮筋骨。

鹌鹑蛋中氨基酸种类齐全,含量丰富,还有多种高质量的磷脂、激素等人体必需成分,铁、维生素B₂、维生素A的含量均比同量鸡蛋高出两倍左右,而胆固醇则较鸡蛋低约1/3,所以是各种虚弱病者及老人、儿童及孕妇的理想滋补食品。

● 食用注意

❶ 鹌鹑蛋的外壳为灰白色,还有红褐色的和紫褐色的斑纹,优质的鹌鹑蛋色泽鲜艳、壳硬,蛋黄呈深黄色,蛋白黏稠。

❷ 鹌鹑蛋外面有自然的保护层,生鹌鹑蛋常温下可以存放45天,熟鹌鹑蛋常温下可存放3天。

● 食补搭配

【 银耳+鹌鹑蛋 】

二者搭配食用,有补益脾胃、润肺滋阴的效果。

【 鹌鹑蛋+包菜 】

二者搭配食用,有清热除烦的效果,能有效缓解气血虚弱导致的神经衰弱、失眠等症状。

鹌鹑蛋青豆沙拉

🍅 材料

鹌鹑蛋2颗，青豆100克，胡萝卜丁100克，玉米粒100克，盐适量

🍲 做法

1. 鹌鹑蛋煮熟，剥壳，对半切开。
2. 将青豆、胡萝卜丁、玉米粒洗净，入沸水锅中煮熟，加入少许盐调味后拌匀，捞出。
3. 取一小碗，将青豆、胡萝卜丁、玉米粒搅拌均匀后装入玻璃杯，摆上鹌鹑蛋即可食用。

☕ 功效

有补益脾胃、润肺滋阴的功效。

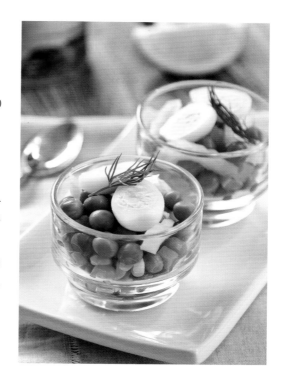

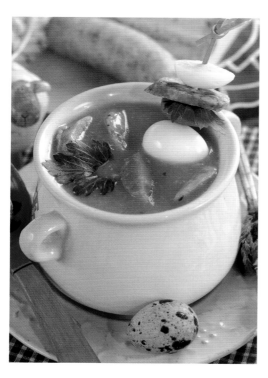

鹌鹑蛋罗宋汤

🍅 材料

鹌鹑蛋3个，胡萝卜60克，西红柿1个，红肠50克，番茄酱30克，胡椒粉3克，奶油100克，食用油、盐、白糖各适量

🍲 做法

1. 将鹌鹑蛋煮熟，去壳；红肠切片；胡萝卜、西红柿切块。
2. 油锅烧热，放奶油煮化，倒胡萝卜、西红柿炒熟，炒出水分，倒入红肠、番茄酱、白糖、盐、清水，小火煮至汤浓稠，放入胡椒粉和鹌鹑蛋即可。

☕ 功效

有养肝明目、滋阴养血的功效。

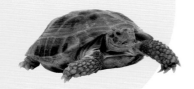

甲鱼

益气补虚

推荐用量
每日50~150克

性味归经

性平、味甘。归肝经。

食养功效

每100克所含基础营养素	
热量	118千卡
糖类	2.1克
蛋白质	17.8克
脂肪	4.3克
膳食纤维	0克

甲鱼（人工饲养）肉营养丰富，具有鸡、鹿、牛、羊、猪各种肉质的美味，有"美食五味肉"的素称，其丰富的蛋白质，能强壮身体，抵御疾病，还能为身体所需的一些氨基酸提供原料。

甲鱼肉中含有的矿物质铁也较多，能预防贫血。具有益气补虚、滋阴壮阳、益肾健体、净血散结的功效，对降低血胆固醇、高血压、冠心病具有一定的辅助疗效。还可用于肝肾阴虚、劳热骨蒸，或虚劳咳嗽、冲任虚损、崩漏失血、久疟不止等的食疗。

食用注意

❶ 好的甲鱼动作敏捷，腹部有光泽，肌肉肥厚，裙边厚而向上翘，体外无伤病痕迹；把甲鱼翻转，头腿活动灵活，很快能翻回来，即为质量较优的甲鱼。

❷ 需格外注意的是，买甲鱼必须买活的，千万不能图便宜买死甲鱼，甲鱼死后体内会分解大量毒物，容易引起食物中毒，即使冷藏也不可食用。

食补搭配

甲鱼+白鸽肉

二者搭配食用，有滋肾益气、润肤养颜的功效。

甲鱼+川贝

有滋阴润肺、益气补虚的功效，适合气虚、血虚者食用。

甲鱼火锅

🍲 材料

甲鱼1只，大白菜、冬瓜、白萝卜各100克，大葱、姜片各15克，胡椒粉5克，盐5克，高汤1000毫升，调味酱适量

🍜 做法

1. 甲鱼、大白菜、冬瓜、白萝卜切块。
2. 高汤倒入锅中，放大葱、姜片、胡椒粉、盐，大火烧开，放入甲鱼煮熟。
3. 根据自己需求，可依次放入大白菜、冬瓜、白萝卜煮熟，根据口味选择调味酱即可。

🍵 功效

有益气补虚、滋阴壮阳的功效。

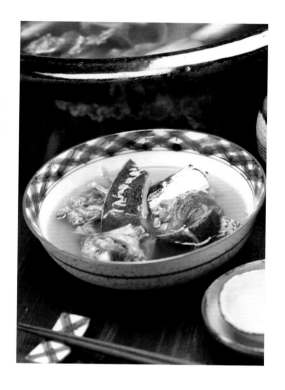

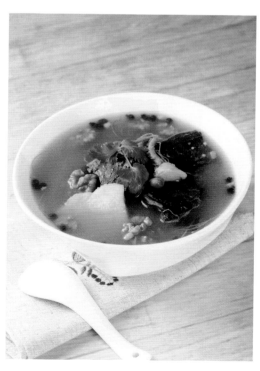

人参甲鱼汤

🍲 材料

甲鱼块350克，人参15克，核桃仁10克，淮山8克，五味子、陈皮、杏仁、姜片各少许，盐2克，鸡粉2克，料酒9毫升

🍜 做法

1. 甲鱼块余水后捞出待用。
2. 砂锅中注水烧开，放入备好的药材、杏仁、核桃仁、姜片，放入甲鱼，淋入料酒，用小火炖煮60分钟。
3. 揭开盖，加入少许盐、鸡粉，拌匀调味，关火后盛出煮好的甲鱼汤即可。

🍵 功效

有滋阴清热、补血补肝等功效。

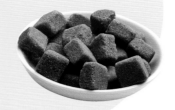

红糖

益气养血

推荐用量
每日20克

性味归经

性温、味甘甜。归肝、脾经。

每100克所含基础营养素	
热量	389千卡
糖类	96.6克
蛋白质	0.7克
脂肪	0克
膳食纤维	0克

食养功效

红糖富含糖类、苹果酸、维生素B_2、胡萝卜素、烟酸和微量元素锰、锌、铬等营养元素，其中的糖蛋白和蛋白多糖有润滑作用，不但能够提供能量，当胃动力较弱的时候也能减轻胃部负担，促进消化吸收。

红糖有补中舒肝、止痛益气、调经和胃、和血化瘀、健脾暖胃的功效，适合低血糖、脾胃虚寒、妇女体虚、月经不调、痛经、腰酸、经血暗红有血块患者以及孕产妇食用；不适宜平素痰湿偏盛者、阴虚内热者、肥胖者、糖尿病患者食用。

食用注意

❶ 红糖可泡水、泡茶、炖汤、煮粥来食用，如枣茶有补益气血、健脾和胃的作用，红糖乌梅汤有补脾缓急、活血、止泻的功效。

❷ 选购红糖应注意，优质的红糖呈晶粒状或粉末状，干燥而松散，不结块、不成团，无杂质，其水溶液清晰，无沉淀，无悬浮物。

❸ 虽然产妇吃红糖好，但是一定要适量。

食补搭配

红糖+姜

红糖有健脾暖胃、调经和胃的功效，姜有开胃健脾的功效，二者搭配食用有暖胃祛寒的功效。

红糖+黑木耳

红糖补血活血，黑木耳养血益气、增强免疫力，搭配食用可达到补血、暖身的功效。

红糖馒头

🥟 材料

低筋面粉500克，红糖150克，泡打粉5克，酵母5克

🍵 做法

1. 将红糖煮成糖水；往低筋面粉里加入泡打粉、酵母、红糖水搅匀，搓成面团，用保鲜膜封好，发酵至两倍大。
2. 取适量面团搓成长条，再揪成数个大小均等的剂子，捏成三角包，向中间聚拢，捏成橄榄状，制成生坯，放入烧开的蒸锅蒸熟，取出即可。

🍵 功效

有补中益气、健脾暖胃的功效。

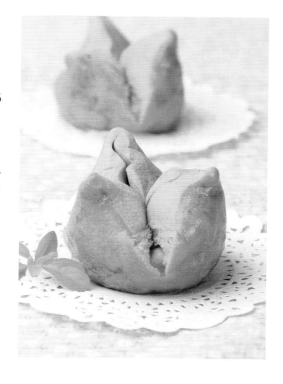

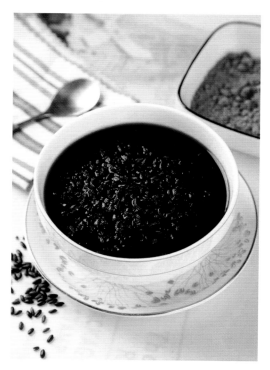

红糖黑米粥

🥟 材料

水发黑米100克，红糖25克

🍵 做法

1. 砂锅中注水，用大火烧开，倒入洗净的黑米，搅散、拌匀，盖上盖，烧开后转小火煮约50分钟，至米粒熟透。
2. 揭盖，撒上备好的红糖，搅拌匀，用中火煮至溶化。
3. 关火后盛出煮好的黑米粥，装在碗中即成。

🍵 功效

有健脾暖胃、调经和血的功效。

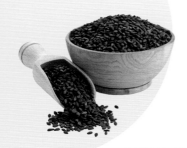

黑芝麻

补肝养血

推荐用量
每日50克

● 性味归经

性平，味甘。入肝、肾、肺经。

● 食养功效

每100克所含基础营养素	
热量	531千卡
糖类	9.6克
蛋白质	14.9克
脂肪	46.1克
膳食纤维	14克

黑芝麻中的植物性脂肪属于亚油酸或亚麻酸等不饱和脂肪酸，具有降低胆固醇的作用；其蛋白质中的各种氨基酸则能强健血管、恢复体力、消除脑细胞疲劳，此外还能解酒护肝、美化肌肤、预防脱发。

黑芝麻有益肝、补肾、养血、润燥、乌发、美容作用。它能促进细胞分裂，推迟细胞衰老，起到抗衰老和延年益寿的作用；也具有降血脂作用；对身体虚弱、早衰而导致的脱发疗效好，对药物性脱发、某些疾病引起的脱发也会有一定疗效。

● 食用注意

❶ 慢性肠炎、脾虚便溏者忌用；男子阳痿、遗精者也应忌食。

❷ 清洗芝麻时，把芝麻放在布袋中，隔着布袋洗，将袋口对准水龙头，用手在外面搓洗，直至袋内流出来的水清为止，然后淋干水。

❸ 色泽鲜亮、纯净，外观大而饱满，皮薄，嘴尖而小为佳。干燥、密封贮藏。

● 食补搭配

黑芝麻+核桃

二者搭配食用，有益精血、乌须发的功效。

黑芝麻+红糖

二者搭配，有补血益气、美容养颜的功效，还能缓解便血症状。

芝麻拌芋头

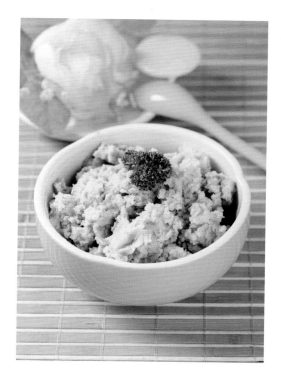

材料

芋头300克，熟白芝麻25克，白糖7克，
老抽1毫升

做法

1. 洗净去皮的芋头切小块，装入蒸盘
   中。
2. 蒸锅上火烧开，放入蒸盘，用中火蒸
   约20分钟，取出放凉。
3. 取一个大碗，倒入蒸好的芋头，加入
   白糖、老抽拌匀，压成泥状，撒上白
   芝麻搅拌匀即可。

功效

有增强免疫力、促进消化的功效。

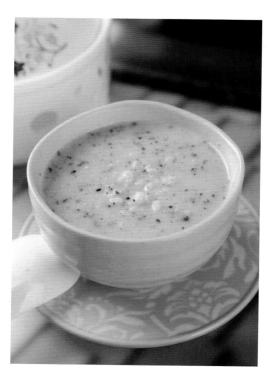

黑芝麻牛奶粥

材料

熟黑芝麻粉15克，大米500克，牛奶200
毫升，白糖5克

做法

1. 砂锅中注水，倒入大米，加盖，用大
   火煮开后转小火续煮30分钟。
2. 揭盖，倒入牛奶，拌匀，加盖，用小
   火续煮2分钟至入味，倒入黑芝麻粉，
   拌匀，加入白糖，拌匀，稍煮片刻。
3. 关火后取出煮好的粥，装在碗中即可。

功效

有补血益气、美容养颜的功效。

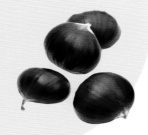

板栗

益气补血 | 推荐用量
每日50克

性温，味甘。归脾、肾、胃经。

每100克所含基础营养素	
热量	185千卡
糖类	42.2克
蛋白质	4.2克
脂肪	0.7克
膳食纤维	1.7克

板栗中所含的丰富的不饱和脂肪酸和维生素、矿物质，能防治高血压病、冠心病、动脉硬化、骨质疏松等疾病，是抗衰老、延年益寿的滋补佳品。

板栗含有维生素B_2，常吃板栗对日久难愈的小儿口舌生疮和成人口腔溃疡有益。板栗是糖类含量较高的干果品种，能供给人体较多的热能，并能帮助脂肪代谢，具有益气健脾、厚补胃肠的作用。

板栗含有丰富的维生素C，能够维持牙齿、骨骼、血管肌肉的正常功能，可以预防和治疗骨质疏松、腰腿酸软、筋骨疼痛、乏力等，还可延缓人体衰老，是老年人理想的保健果品。

❶ 板栗不仅可以生吃、熟吃，还可以加工成栗子鸡罐头、栗子羹、巧克力、代乳粉、栗子蜜饯等风味食品，以及做各种糕点的馅料。

❷ 但要注意，板栗生吃难消化，熟食又易滞气，所以，一次不宜多食。

[板栗+羊肉]

适合年老功能退化所致的胃纳不佳、腰膝酸软无力者服食。但若患有急性炎症、外感发热、疮疡、热结便秘等，则应忌食。

[板栗+花生+鸡脚]

搭配食用，有益气养血、除湿通络的功效，适合气血瘀滞者食用。

栗子粥

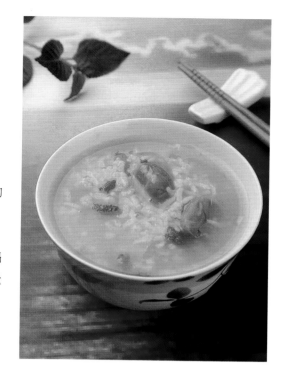

材料

水发大米80克，板栗80克，枸杞10克，白糖适量

做法

1. 处理好的板栗对半切开，待用。
2. 备好电饭锅，加入大米、板栗、枸杞，再注水，盖上盖，按下"功能"键，调至"米粥"状态，煲煮2小时。
3. 待时间到，按下"取消"键，打开锅盖，搅拌片刻，将煮好的粥加入适量白糖，盛出装入碗中即可。

功效

有补中益气、健脾养胃的功效。

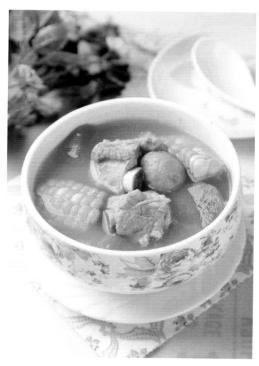

板栗龙骨汤

材料

龙骨块400克，板栗、玉米段、胡萝卜块各100克，姜片7克，料酒10毫升，盐4克

做法

1. 砂锅中注水烧开，倒入处理好的龙骨块，加入料酒、姜片拌匀，加盖，大火烧片刻，揭盖，撇去浮沫，倒入玉米段，拌匀，小火煮1小时。
2. 揭盖，加入板栗、胡萝卜煮15分钟。
3. 揭盖，加入盐，搅拌片刻至盐入味，将煮好的汤盛出，装入碗中即可。

功效

有益气补血、厚补肠胃等功效。

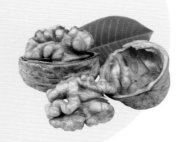

核桃仁

滋补肝肾 | 推荐用量 每日10克

● 性味归经

性温,味甘。归肾、肺、大肠经。

● 食养功效

每100克所含基础营养素	
热量	627千卡
糖类	19.1克
蛋白质	14.9克
脂肪	46.1克
膳食纤维	9.5克

核桃富含蛋白质、脂肪、膳食纤维以及钾、钠、钙、铁、磷等矿物质元素,丰富的膳食纤维可以刺激肠胃蠕动防治便秘,同时减少粪便在肠内的运转时间,使致癌物与结肠黏膜的接触时间减少,从而达到预防结肠癌的目的,对于脾胃虚寒、便秘、食欲不振的人有食疗作用。

核桃仁性平、味甘,有滋补肝肾、强健筋骨之功效,适宜肾亏腰痛、肺虚久咳、气喘、便秘、健忘怠倦、食欲不振、腰膝酸软、气管炎、神经系统发育不良、神经衰弱、心脑血管疾病患者食用;不适宜肺脓肿、慢性肠炎患者食用。

● 食用注意

❶ 核桃可生食、熟食,或做药膳粥、煎汤、炖汤等食用;核桃仁表面的薄皮剥掉,会损失掉一部分的营养,所以不要剥掉这层薄皮。

❷ 选购核桃应注意,应选个大、外形圆整、干燥、壳薄、色泽白净、表面光洁、壳纹浅而少者。

❸ 核桃含有较多脂肪,多食会影响消化,所以不宜一次吃得太多。

● 食补搭配

核桃仁+黑芝麻

核桃仁和黑芝麻混合食用,可增加皮脂分泌,改善皮肤弹性,保持皮肤细腻,延缓衰老,并迅速补充体力。

核桃仁+芹菜+薏米

核桃仁有温补肺肾的功效,芹菜有平肝、利水消肿的功效,薏米有健脾止泻的功效,三者搭配食用可达到滋补肝肾的功效。

核桃蒸蛋羹

🍅 材料

鸡蛋2个，核桃仁3个，红糖15克，黄酒5毫升

🥢 做法

1. 备一玻璃碗，倒入温水，放入红糖，搅拌至溶化。
2. 备一空碗，打入鸡蛋，打散至起泡，往蛋液中加入黄酒、红糖水，拌匀。
3. 蒸锅中注水烧开，揭盖，放入处理好的蛋液，盖上盖，用中火蒸8分钟，取出，撒上打碎的核桃末即可。

🍲 功效

有滋补肝肾、强健筋骨之功效。

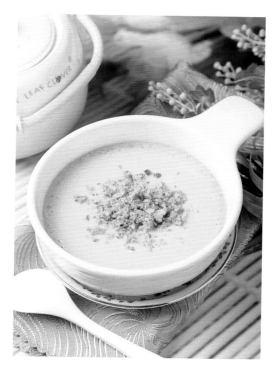

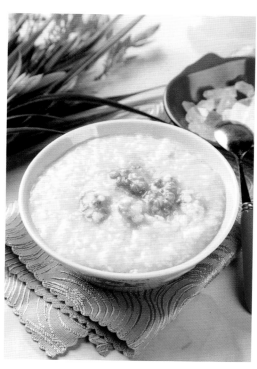

核桃大米粥

材料

大米100克，核桃仁30克，冰糖20克

🥢 做法

1. 砂锅中注水烧开，倒入泡好的大米，拌匀，盖上盖，用大火煮开后转小火续煮30分钟至熟。
2. 揭盖，倒入核桃仁，拌匀，盖上盖，续煮20分钟至食材软糯。
3. 揭盖，加入冰糖，搅拌至溶化，关火后盛出煮好的粥，装碗即可。

🍲 功效

具有补虚强身、降低胆固醇等作用，还能增强人体免疫力。

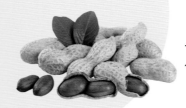

花生

益气补血 | 推荐用量 每日50克

性味归经

性平，味甘。归胃、脾、肺经。

食养功效

每100克所含基础营养素	
热量	563千卡
糖类	13克
蛋白质	12克
脂肪	25.4克
膳食纤维	7.7克

花生果衣中含有油脂和多种维生素，并含有使凝血时间缩短的物质，能对抗纤维蛋白的溶解，有促进骨髓制造血小板的功能，对多种出血性疾病有止血的作用，对原发病有一定的治疗作用，对人体造血功能有益。

花生可以促进人体的新陈代谢、增强记忆力，可益智、抗衰老、延长寿命。此外，花生还具有止血功效，其外皮含有可对抗纤维蛋白溶解的成分，可改善血小板的质量。

食用注意

❶ 胆囊炎、慢性胃炎、骨折、慢性肠炎、脾虚便溏患者不宜食用。

❷ 花生米的红衣营养较多，最好不要去掉。

❸ 把买回来的花生先用清水清洗2遍，去掉大部分的土，然后再次放入大碗中，撒上少许的淀粉，用手来回抓洗花生，反复2~3次花生就会被清洗得非常干净了。

❹ 以果荚呈土黄色或白色、色泽分布均匀一致为宜。果仁以颗粒饱满、形态完整、大小均匀、肥厚而有光泽、无杂质为好。应晒干后放在低温、干燥地方保存。

食补搭配

排骨+花生

排骨和花生同食，可以养血、清肺火，改善阴虚火旺所致的干咳、盗汗、手足心热、失眠、舌红等症状。

芡实+花生

芡实有补脾止泄、利湿益中的功效，花生有滋养补益、延年益寿、滋润皮肤的功效，二者搭配食用有调补脾胃、益气养血的功效。

花生炖羊肉

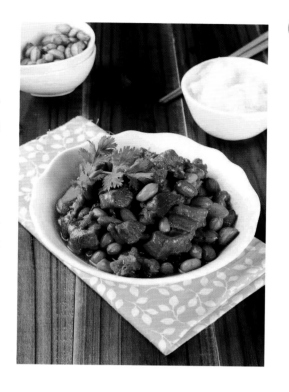

🍲 材料

羊肉400克，花生仁150克，葱段、姜片各少许，生抽、料酒各10毫升，盐、鸡粉、白胡椒粉各3克，食用油适量

🍲 做法

1. 洗净的羊肉切片，余水后捞出。
2. 油锅烧热，放姜片、葱段爆香，放入羊肉炒香，加料酒、生抽，注入300毫升清水，倒入花生仁、盐，小火炖30分钟，加鸡粉、白胡椒粉调味即可。

🍲 功效

羊肉补虚效果明显，而且还能促进血液循环、驱寒暖胃、增强免疫力。

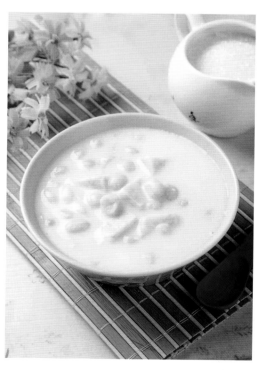

椰奶花生汤

🍲 材料

花生100克，去皮芋头150克，牛奶200毫升，椰奶150毫升，白糖30克

🍲 做法

1. 洗净的芋头切块。
2. 锅中注水烧开，倒入花生、芋头拌匀，用大火煮开后转小火续煮40分钟，揭盖，倒入牛奶、椰奶，拌匀。
3. 盖上盖，用大火煮开后，加入白糖，搅拌至溶化，关火后盛出煮好的甜汤，装碗即可。

🍲 功效

有调补脾胃、益气养血的功效。

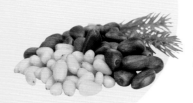

松子仁

益气补血

推荐用量
每餐20克

● 性味归经

性温，味甘。归肝、肺、大肠经。

● 食养功效

每100克所含基础营养素	
热量	698千卡
糖类	2.2克
蛋白质	13.4克
脂肪	70.6克
膳食纤维	10克

《本草经疏》谓其"味甘补血，血气充足，则五脏自润，发白不饥。仙人服食，多饵此物，故能延年，轻身不老。"

松子含有丰富的维生素E，是一种很强的抗氧化剂，能起抑制细胞内和细胞膜上的脂质过氧化作用，保护细胞免受自由基的损害，从而保护了细胞的完整性，使细胞内许多重要的酶保持正常功能。

松子仁所含的脂肪，主要为亚油酸和皮诺敛酸等不饱和脂肪酸，可调整和降低血脂、软化血管和防治动脉粥样硬化。不饱和脂肪酸还能减少血小板的凝集，增加抗凝作用，故能降低血脂和血液黏稠度，预防血栓形成，对心血管系统有保护作用。因此，老年人常食松子，能防止因胆固醇增高而引起的心血管疾病。

● 食用注意

❶ 松子虽好，也并非人人皆宜。脾虚腹泻以及多痰患者最好和松子保持距离。由于松子油性较大，且属于高热量食品，吃得太多会使体内脂肪增加，每天食用松子的量以20~30克为宜。

❷ 存放时间长的松子会产生"油哈喇"味，不宜食用。散装的松子最好放在密封的容器里，以防油脂氧化变质。

❸ 挑选松子时，以个大、饱满，松子壳浅褐、光亮，仁洁白，芽芯白的为佳。

● 食补搭配

松仁+鸡油

松仁经鸡油炒后，香甜松脆，具有滋养机体，润燥止咳，通便等功效。适用于肺燥咳嗽、肠燥便秘、肌肤不荣、毛发枯燥等病症。

松子玉米炒饭

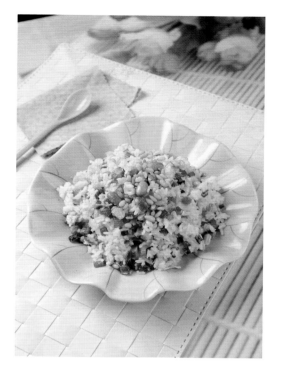

🥣 材料

米饭300克，玉米粒45克，青豆35克，腊肉55克，鸡蛋1个，水发香菇40克，熟松子仁25克，葱花少许，食用油适量

🍲 做法

1. 将洗净的香菇、腊肉切丁。
2. 将青豆、玉米粒煮断生，捞出。
3. 用油起锅，倒入腊肉、香菇翻炒，打入鸡蛋炒散，倒入米饭炒匀，倒入青豆、玉米粒翻炒，撒上葱花，用大火炒出香味，倒入熟松子仁炒匀即可。

🍵 功效

有健脾宽中、乌发明目等功效。

松仁菠菜

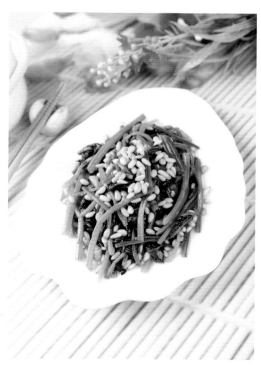

🥣 材料

菠菜270克，松仁35克，盐3克，鸡粉2克，食用油15毫升

🍲 做法

1. 洗净的菠菜切三段。
2. 冷锅中倒入适量油，放入松仁，用小火翻炒至香味飘出，盛出松仁，撒上少许盐，拌匀。
3. 锅留底油，倒入切好的菠菜，用大火翻炒2分钟至熟，加入盐、鸡粉，炒匀。
4. 关火后盛出菠菜，撒上松仁即可。

🍵 功效

具有滋阴润肺、润肠通便等多种功效。

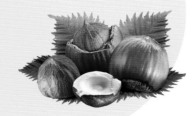

榛子

健脾补气

推荐用量
每餐20克

性味归经

性平，味甘。归脾、胃经。

食养功效

每100克所含基础营养素	
热量	541千卡
糖类	14.7克
蛋白质	20克
脂肪	44.8克
膳食纤维	9.6克

榛子虽富含油脂，但却可降血压血脂、保护视力、延缓衰老，丰富的油脂也宜与其中的脂溶性维生素结合，被人体吸收，是体弱、易饥饿、病后体虚人群的佳选。榛子可补脾胃、益气力、明目，并对夜尿多、消渴等肺肾不足者颇有帮助。

榛子除油脂外还含有生育酚、维生素A、维生素B_1、维生素B_2、维生素B_6、烟酸、叶酸、维生素C等，还有天冬氨酸、精氨酸、谷氨酸、亮氨酸，以及钾、钙、钠、镁、锌、铁等多种矿物质，膳食纤维含量也十分丰富。其中，榛子富含的天冬氨酸和精氨酸可增强精氨酸酶活性，排除血液中的氨，从而增强免疫力，防止癌变。

食用注意

❶ 存放时间比较长的榛子，最好不要食用，而且，榛子中由于油脂的含量非常丰富，油脂主要依靠胆汁进行消化，因此，那些胆功能有问题的人，最好谨慎食用榛子。另外，榛子尽管有很多的好处，也不要吃太多，一次最多20粒即可。

❷ 对榛子过敏的人吃了榛子，轻微可以出现皮肤瘙痒，咽喉出现水肿的现象，严重的甚至会危及生命，所以，对榛子过敏的人千万不要吃榛子。

食补搭配

__榛子+燕麦__

二者搭配食用，有健脾益气、润肠通便的功效。

__榛子+大米__

二者搭配食用，有益气补虚、健脾养胃的功效。

榛仁豆浆

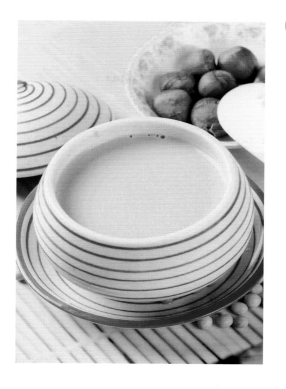

🥣 材料

榛子仁150克，水发黄豆230克，白糖适量

🍵 做法

1. 取豆浆机，倒入备好的榛子仁、黄豆，注水至水位线，盖上豆浆机机头，启动机子开始打浆。
2. 待豆浆机运转约15分钟，即成豆浆。
3. 将豆浆机断电，取下机头，将豆浆盛入碗中，加入少许白糖，搅拌溶化，即可饮用。

🍵 功效

具有滋补养心、祛风明目、清热利水等功效。

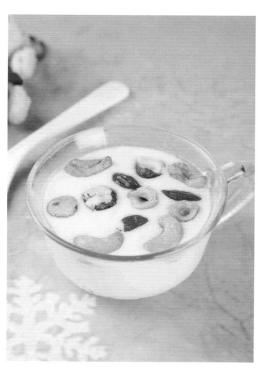

榛子腰果酸奶

🥣 材料

榛子40克，腰果45克，枸杞10克，酸奶300克，食用油适量

🍵 做法

1. 热锅注油，烧至四成热，倒入洗净的腰果、榛子，炸出香味，将炸好的腰果和榛子捞出，沥干油。
2. 取一个干净的杯子，将酸奶装入杯中，放入炸好的腰果、榛子，再摆上洗净的枸杞装饰即可。

🍵 功效

有补虚开胃、润肠通便的功效。

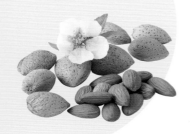

杏仁

补肺益气

推荐用量
每餐30克

性味归经

性微温，味苦。归肺、大肠经。

食养功效

每100克所含基础营养素	
热量	562千卡
糖类	23.9克
蛋白质	22.5克
脂肪	45.4克
膳食纤维	8克

杏仁富含蛋白质、脂肪、糖类、胡萝卜素、B族维生素、维生素C、维生素P以及钙、磷、铁等营养成分。其中胡萝卜素的含量在果品中仅次于芒果，人们将杏仁称为抗癌之果。杏仁含有丰富的脂肪油，有降低胆固醇的作用，对防治心血管系统疾病有良好的作用。

杏仁中所富含的多种营养素，比如维生素E，单不饱和脂肪和膳食纤维共同作用能够有效降低心脏病和多种慢性病的发病危险。甜杏仁中不仅蛋白质含量高，其中的大量纤维可以让人减少饥饿感，这对保持体重有益，适合肥胖者食用。

食用注意

❶ 虽然甜杏仁有较高食用价值，但不可大量食用，杏仁含有毒物质氢氰酸，过量服用可致中毒。所以，食用前必须先在水中浸泡多次，并加热煮沸，减少以至消除其中的有毒物质。

❷ 购买杏仁时要注意，杏仁有南杏仁和北杏仁。二者在营养成分上都是一样的，就是一个口味的区别，一个甜一个苦，所以一定要问清楚买的是甜杏仁还是苦杏仁。

食补搭配

【杏仁+核桃仁】

二者搭配食用，有降低胆固醇、润肠通便的功效。

【杏仁+黑木耳】

二者搭配食用，有降压降脂、养心安神的功效。

杏仁猪肺粥

材料

猪肺150克，杏仁10克，水发大米100克，姜片、葱花各少许，盐3克，鸡粉2克，料酒适量

做法

1. 将洗净的猪肺切小块，放入清水中，加盐抓洗干净，余水后捞出。
2. 砂锅中注水烧开，放入杏仁、大米，烧开后用小火煮30分钟，倒入猪肺、料酒、姜片，用小火续煮20分钟。
3. 放鸡粉、盐、葱花搅匀调味即可。

功效

有清热润肺、养心安神的功效。

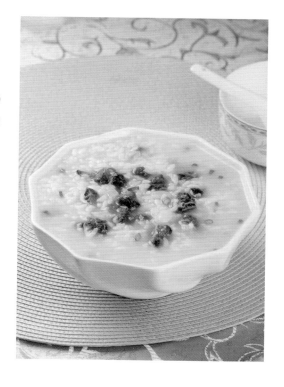

川贝杏仁粥

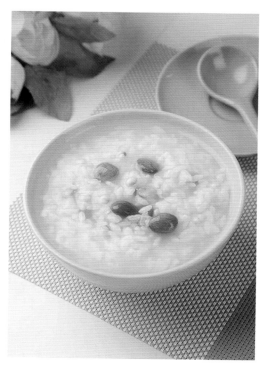

材料

水发大米75克，杏仁20克，川贝少许

做法

1. 砂锅中注水烧热，倒入备好的杏仁、川贝，用中火煮约10分钟。
2. 揭开盖，倒入大米，拌匀，再盖上盖，烧开后用小火煮30分钟至食材熟透。
3. 揭开盖，搅拌均匀，关火后盛出煮好的粥即可。

功效

有养心益气、润肺止咳的功效。

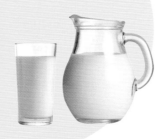

牛奶

益气补虚

推荐用量
每日400~
500毫升

● 性味归经

性平，味甘。归心、脾、肺、胃经。

● 食养功效

每100克所含基础营养素	
热量	54千卡
糖类	3.4克
蛋白质	3克
脂肪	3.2克
膳食纤维	0克

牛奶是最古老的天然饮料之一，被誉为白色血液。牛奶中含有丰富的蛋白质、脂肪、维生素和矿物质等营养物质。乳蛋白中含有人体所必需的氨基酸；乳脂肪多为短链和中链脂肪酸，极易被人体吸收；钾、磷、钙等矿物质配比合理，易于人体吸收。牛奶对气血虚弱所致失眠、神经衰弱有缓解作用。

● 食用注意

❶ 牛奶最好温热饮用，高温蒸煮容易破坏其营养价值。

❷ 患有肾病、肠胃病者不宜过多饮用，脾胃虚寒、痰湿积饮者慎服。

❸ 有的人喜欢早空腹时喝牛奶，其实这样不科学，因为空腹时吃东西，胃蠕动较快，牛奶中的营养物质来不及消化、吸收就被排到了大肠，造成很多营养的流失和浪费，所以，最好饮用牛奶之前，吃点馒头、饼干、面包之类的食物，使奶中营养充分发挥作用，利于消化吸收。

● 食补搭配

牛奶+燕麦

燕麦和牛奶二者搭配食用有利于蛋白质、膳食纤维、维生素及多种微量元素的吸收。

牛奶+木瓜

木瓜能促进消化、美容养颜，牛奶可养胃，二者搭配可促进肠胃健康、美容养颜、延缓衰老。

牛奶粥

材料
牛奶400毫升，水发大米250克

做法
1. 砂锅中注入适量的清水大火烧热，倒入牛奶、大米，搅拌均匀。
2. 盖上锅盖，大火烧开后转小火煮30分钟至熟软。
3. 掀开锅盖，持续搅拌片刻，将粥盛出装入碗中即可。

功效
牛奶含有矿物质、钙、磷、铁、锌、铜、锰、钼等成分，具有补充钙质、提高免疫力、开发智力等功效。

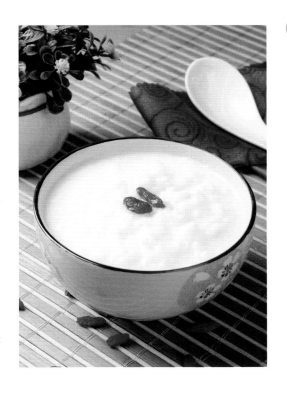

牛奶香蕉蒸蛋羹

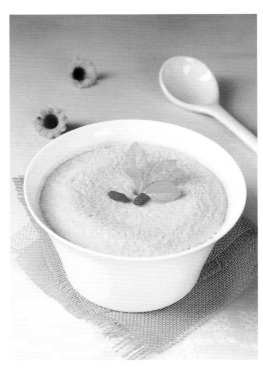

材料
牛奶150毫升，香蕉100克，鸡蛋80克

做法
1. 香蕉去皮切条，再切小段待用。
2. 取一个碗，打入鸡蛋，搅散制成蛋液，取榨汁机，倒入香蕉、牛奶，盖上盖，选定"榨汁"键，开始榨汁，待榨好后将香蕉汁倒入碗中，再倒入蛋液中，搅匀。
3. 取一个蒸碗，倒入蛋液，封上保鲜膜，中火蒸10分钟，取出即可。

功效
有提高免疫力、保护视力等功效。

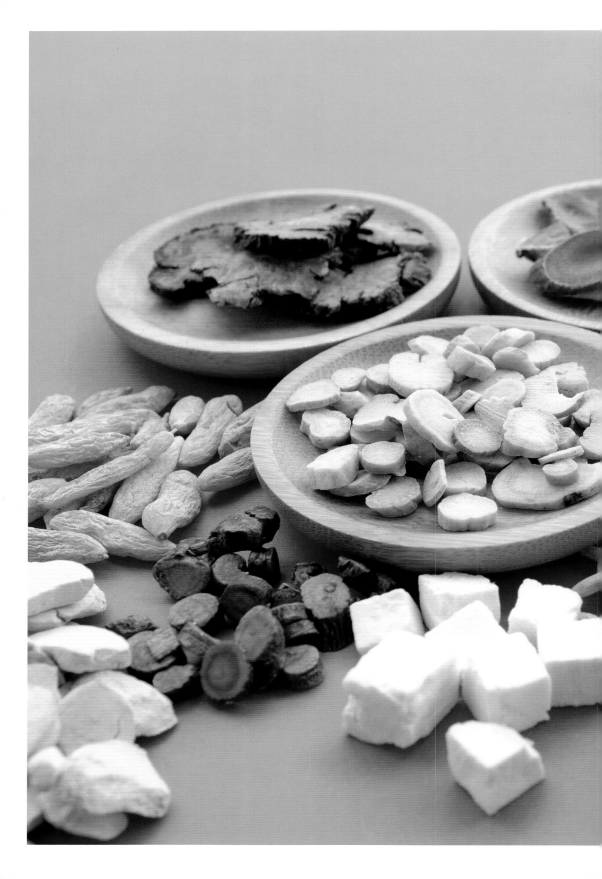

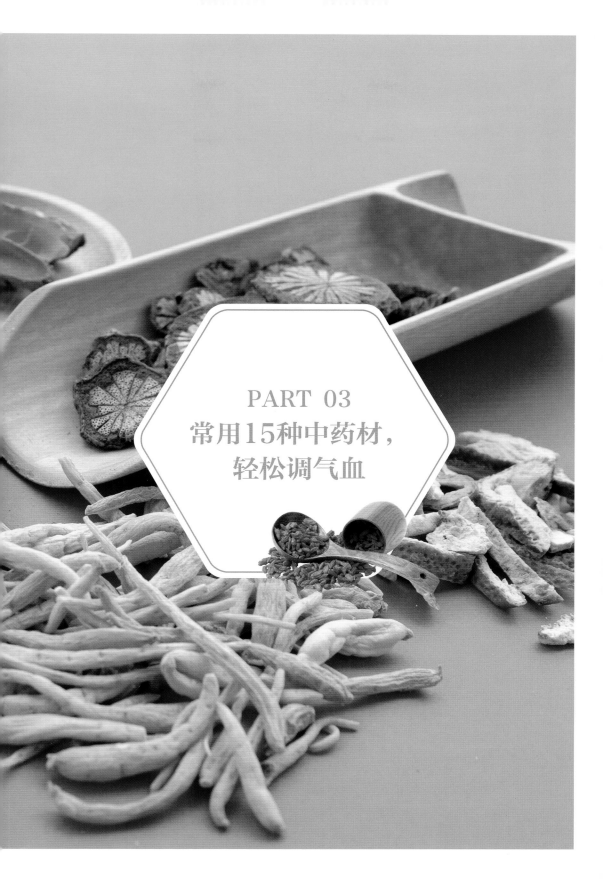

PART 03
常用15种中药材，
轻松调气血

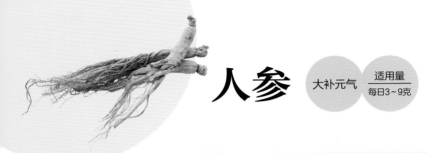

人参

大补元气

适用量
每日3~9克

● 性味归经

性微温,味甘、微苦。归心、肺、脾经。

有效成分

柠檬酸、亚油酸、维生素、
β-谷甾醇、蔗糖转化酶、
胡萝卜苷、β-淀粉酶、
人参皂苷、豆固醇、微量元素

● 食养功效

人参能大补元气、复脉固脱、补脾益肺、生津安神。人参单用可治疗气血亏虚的心悸、失眠、健忘等症;常与生地、丹参、酸枣仁同用养血安神;与熟地同用则可益气养血。

人参及其提取物对骨髓的造血功能有保护和刺激作用,能使正常或贫血动物红细胞、白细胞和血红蛋白含量增加,从而应用于休克、冠心病、高凝血症、白细胞减少症、新生儿疾病等病症的治疗。

● 食用注意

❶ 人参性平、味甘,适宜气血不足、食欲不振、体虚、惊悸、健忘、头昏、贫血、神经衰弱者食用;不适宜实症、热症而正气不虚者食用。

❷ 选购和储存人参应注意,圆长、皮老黄、纹细密、体形美、鞭条须、珍珠节多等,具备这些条件的人参是罕见的珍品;对已干透的人参,可用塑料袋密封以隔绝空气,置阴凉处保存即可。

● 食补搭配

人参+红枣

红枣和人参均有补血养血的功效,二者搭配食用有气血双补的效果。

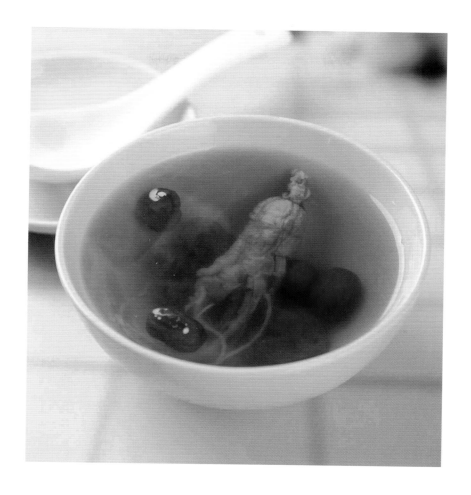

人参红枣汤

🍅 材料

人参10克，红枣15克

🍲 做法

1.砂锅中注水烧热，倒入洗好的红枣、人参，拌匀。

2.盖上盖，煮开后用小火煮30分钟至药材析出有效成分。

3.揭盖，关火后盛出煮好的药汤，装入碗中，趁热饮用即可。

☕ 功效

养血安神、滋阴润燥，有气血双补的效果。

人参螺片汤

🍲 材料

排骨400克，水发螺片20克，红枣10克，枸杞5克，玉竹5克，北杏仁8克，人参片少许，盐2克，料酒10毫升

🍲 做法

1. 洗好的螺片用斜刀切成片，待用。

2. 锅中注水，用大火烧热，倒入洗净的排骨，淋入少许料酒，氽去血水，捞出氽煮好的排骨，沥干水分，备用。

3. 砂锅中注水，用大火烧热，倒入备好的排骨、玉竹、红枣、北杏仁，再放入螺片，淋入少许料酒，搅拌匀，盖上锅盖，烧开后转中火煮40分钟。

4. 揭开锅盖，倒入备好的人参片、枸杞，搅匀，盖上锅盖，略煮一会儿，揭开锅盖，加入少许盐，搅匀至食材入味。

5. 关火后将煮好的汤料盛入碗中即可。

🍵 功效

此品益气补虚、滋阴润燥，能有效调理气血虚弱所致的神经衰弱、失眠等症。

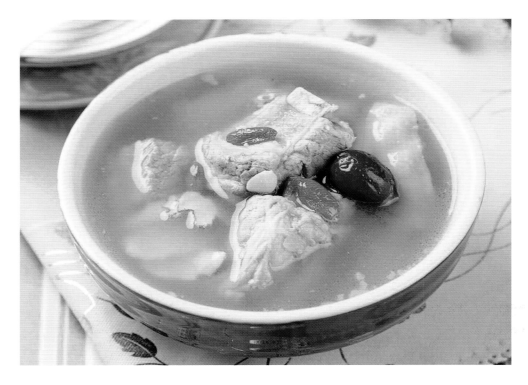

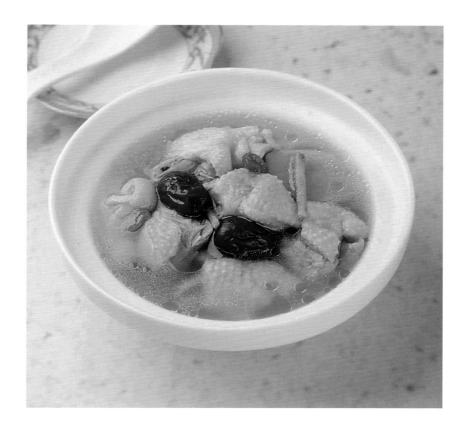

人参田七炖土鸡

🥟 材料

土鸡块320克，人参、田七、红枣、姜片、枸杞各少许，盐2克，鸡粉2克，料酒6毫升

🍲 做法

1. 锅中注水烧开，倒入土鸡块，拌匀，淋入料酒，氽去血水，捞出土鸡肉，沥干水分，待用。

2. 砂锅中注水烧热，倒入人参、田七、红枣、姜片，放入土鸡肉，淋入少许料酒，拌匀，烧开后用小火炖煮约45分钟。

3. 揭开盖，放入枸杞，加入盐、鸡粉拌匀调味，关火后盛出即可。

☕ 功效

人参大补元气、滋阴补肾，鸡肉温中益气，二者同食有益气填精的功效。

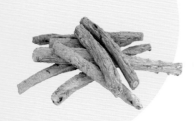

党参

补脾益肺

适用量
每日9~30克

● 性味归经

性平，味甘。归脾、肺经。

● 食养功效

党参既能补气，又能补血，常用于气虚不能生血，或血虚无以化气，而见面色苍白或萎黄、乏力、头晕、心悸等症的气血两虚症状。常配伍黄芪、白术、当归、熟地等品，以增强其补气补血效果。

有 效 成 分
多糖类、挥发油、微量元素、
维生素B_1、维生素B_2、
甾醇、黄芩素葡萄糖甙、
酚类、皂苷及微量生物碱、
多种人体必需的氨基酸

● 食用注意

❶ 气滞、怒火盛者禁用，党参忌与藜芦同用。

❷ 人参与党参均具有补脾气、补肺气、益气生津、益气生血及扶正祛邪之功，均可用于脾气虚、肺气虚、津伤口渴、消渴、血虚及气虚邪实之证。但党参性味甘平，作用缓和，药力薄弱，古方主治以上轻证和慢性疾患者，可用党参加大用量代替，而急症、重证仍以人参为宜。但党参不具有人参益气救脱之功，凡元气虚脱之证，应以人参急救虚脱，不能以党参代替。

❸ 选购党参应注意，以根条肥大、粗实、皮紧、纹多、气微香、味甜、嚼之无渣者为佳。

● 食补搭配

党参+猪心

二者搭配食用有补脾益气、养胃安神的功效，对于食欲不振、体虚气弱、心悸失眠、怠倦乏力等症有食疗作用。

党参+乳鸽

党参有补中益气、健脾益肺的功效，乳鸽有清肺顺气、滋补肝肾、强健身体的功效，二者搭配食用有健脾益肺、补中益气的功效。

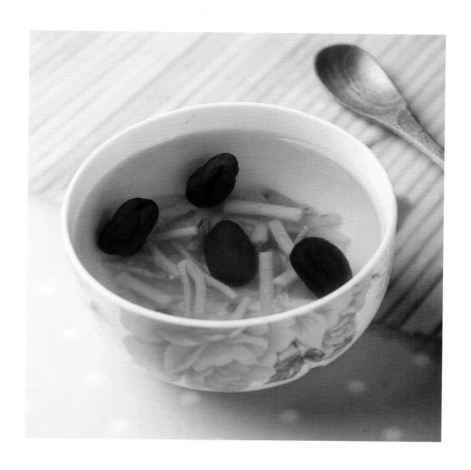

党参麦冬茶

🥟 材料

党参15克，麦冬15克，红枣25克，冰糖20克

🍲 做法

1. 砂锅中注水烧开，放入洗净的党参、麦冬、红枣，搅匀，盖上盖，用小火煮约20分钟，至其析出有效成分。
2. 揭开盖，放入冰糖，搅拌均匀，盖上盖，煮3分钟至其溶化。
3. 把煮好的茶水盛出，装入碗中即可。

☕ 功效

有补脾益气、养胃安神的功效，对于体虚气弱、心悸失眠、怠倦乏力等症有食疗作用。

党参玉竹排骨汤

材料

排骨400克，香菇60克，党参10克，枸杞、玉竹各5克，盐2克，料酒10毫升

做法

1. 锅中注水烧热，倒入排骨，淋入少许料酒，汆去血水，捞出备用。
2. 砂锅中注水，用大火烧热，倒入备好的排骨、香菇、党参、玉竹，淋入少许料酒，搅拌匀，盖上锅盖，烧开后转中火煮40分钟。
3. 揭开锅盖，倒入枸杞，盖上锅盖略煮一会儿，加盐，搅匀入味。
4. 关火后将煮好的汤料盛入碗中即可。

功效

有益气补虚、滋阴润燥的功效，适合气血两虚者食用。

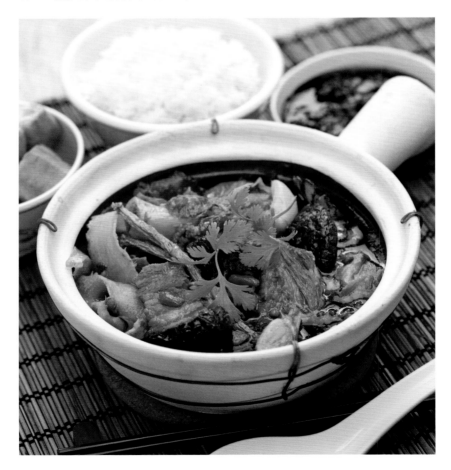

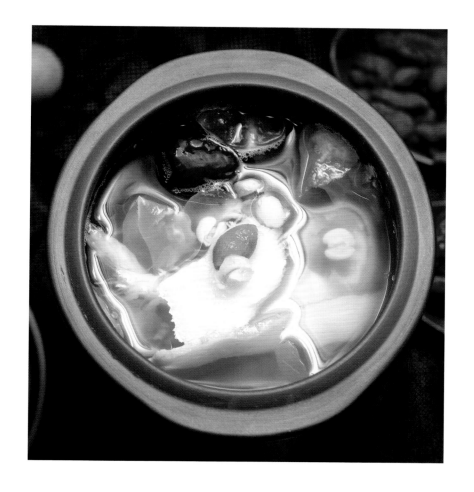

党参黄芪银耳甜汤

🥢 材料

党参10克，玉竹、红枣各20克，枸杞5克，水发银耳200克，水发薏米60克，白糖适量

🥄 做法

1. 将洗好的银耳切去根部，撕成小朵。
2. 砂锅中注水烧开，倒入党参、银耳、玉竹、红枣、薏米，盖上盖，烧开后改小火煮约30分钟，倒入枸杞、白糖拌匀，用小火续煮15分钟即可。

🍲 功效

具有养血滋肝、润脾补肾的功效，用于气虚所致脾胃虚弱。

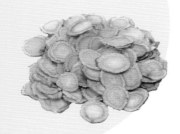

西洋参

补气养阴

适用量
每日3~6克

● 性味归经

性寒，味甘、微苦。归心、肺、肾经。

有 效 成 分

类黄酮、牡荆素、白杨素、

香豆素、伞形酮、

生物碱、麦芽酚

● 食养功效

西洋参具有抗溶血、降低血液凝固性、抑制血小板凝聚、调血脂、降低血糖、抗心律失常、抗心肌缺血等作用，适用于高脂血动脉硬化、老年症、糖尿病、心律失常、冠心病、急性心肌梗死等。

西洋参补气养阴，清热生津，可治肺虚久咳、失血、咽干口渴、虚热烦倦；还可以治疗肺结核、伤寒、慢性肝炎、慢性肾炎、红斑性狼疮、再生障碍贫血、白血病、肠热便血，年老体弱者适量服用也能增强体质、延年益寿。

● 食用注意

❶ 身体有热证，诸如口干烦躁、手心发热、脸色发红、身体经常疲乏无力者不宜服用西洋参。

❷ 春天和夏天气候偏干，比较适合服用西洋参。

❸ 选购西洋参以条粗、完整、皮细、横纹多、质地坚实者为佳。

❹ 置阴凉干燥处，密闭，防蛀。

● 食补搭配

西洋参+乌鸡

二者搭配食用，有健脾益肺、养血柔肝的功效。

西洋参+燕窝

二者搭配食用，有养阴润燥、清火益气的功效。

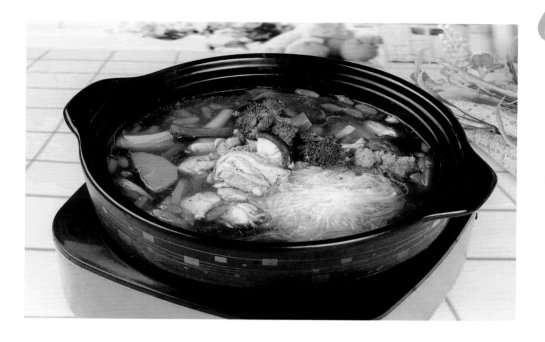

西洋参鸡火锅

🍲 材料

奶汤500毫升，小葱50克，生姜35克，虾皮20克，胡萝卜片50克、鸡块50克，西蓝花50克，香菇50克，莴笋叶50克，生菜50克，水发粉丝50克，西洋参10克，枸杞10克，盐6克，鸡粉3克，料酒15毫升，胡椒粉、食用油各适量

🍲 做法

1. 洗净的西蓝花切成小朵；洗净的香菇对半切开；洗好的莴笋叶对切成长段；洗净的小葱切成段，并将葱白和葱叶分开；洗净去皮的生姜切成片状，待用。

2. 浓汤锅底做法：用油起锅，倒入姜片、葱白爆香，将备好的奶汤倒入，放入虾皮，拌匀提鲜，盖上锅盖，大火煮开至汤香浓，掀开锅盖，加入盐、鸡粉、料酒，将葱叶放入，再加入胡萝卜片，略煮2分钟，把煮好的汤倒入电火锅，撒上少许胡椒粉，拌匀，高温加热煮开。

3. 涮煮过程：将枸杞、西洋参、鸡块、香菇倒入电火锅内，搅拌匀，依口味放入配菜即可。

🍲 功效

具有清热提神、镇痛催眠等功效。另外，生菜中还含有甘露醇等有效成分，有利尿、促进血液循环、清肝利胆及养胃的功效。

西洋参糯米鸡汤

材料

鸡腿肉块200克，水发糯米120克，红枣、桂皮各20克，姜片15克，西洋参片10克，盐3克，鸡粉2克，料酒5毫升

做法

1. 锅中注水烧开，倒入洗净的鸡腿肉块，搅拌匀，淋入少许料酒，用大火煮一会儿，汆去血渍，捞出汆好的鸡肉块，沥干水分，待用。

2. 砂锅中注水，用大火烧开，放入备好的姜片，加入洗净的红枣、桂皮、西洋参片，倒入汆过水的肉块，再放入洗净的糯米，搅拌匀，使材料散开。

3. 盖上盖，煮沸后用小火煮约40分钟，至食材熟透，揭盖，加入少许盐、鸡粉，转中火拌煮片刻，至汤汁入味，关火后盛出煮好的糯米鸡汤，装入碗中即可。

功效

有益气补虚、健脾养胃的功效，非常适合气虚者食用。

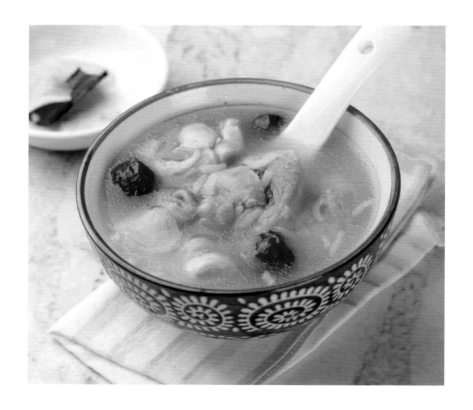

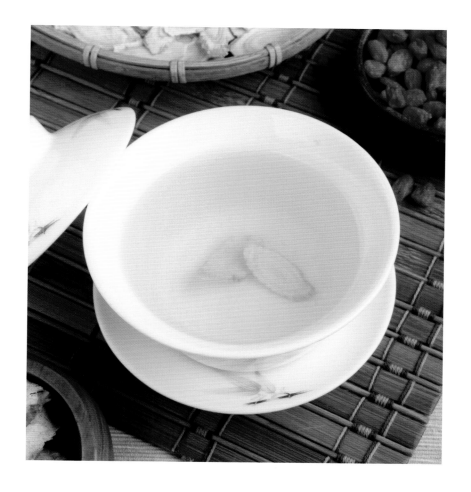

西洋参茶

🍲 材料

西洋参3克，麦冬10克，冰糖10克

🍚 做法

1. 砂锅中注水烧开，放入洗净的西洋参、麦冬搅匀，盖上盖，用小火煮约20分钟，至其析出有效成分。

2. 揭开盖，放入冰糖，搅拌均匀，盖上盖，煮约3分钟至其溶化。

3. 把煮好的茶水盛出，装入碗中即可。

☕ 功效

具有益气补血、滋阴清热的功效，适合气虚所致神经衰弱、失眠者饮用。

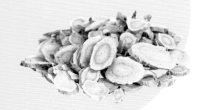

黄芪

益气固表

适用量
每日3~9克

● 性味归经

性微温、味甘。归肺、脾、肝、肾经。

有 效 成 分
黄芪多糖、黄芪甲苷、
黄芪皂苷、大豆皂苷、
甜菜碱、胆碱

● 食养功效

黄芪有益气固表、敛汗固脱、托疮生肌、利水消肿之功效，黄芪与当归同用可补气生血；与人参、桂圆、当归同用可补气摄血；与桂枝、芍药同用可和血通痹、益气温经。因而黄芪常用于治疗气虚乏力、中气下陷、久泻脱肛、便血崩漏、表虚自汗、痈疽难溃、久溃不敛、血虚萎黄、内热消渴、慢性肾炎、蛋白尿、糖尿病等。

黄芪多糖可以保护和改善骨髓造血环境，促进外周造血干细胞的增殖和动员，促进内源性造血因子的分泌；黄芪还能强心，保护心肌细胞，调节血压，抗脑缺血。

● 食用注意

❶ 黄芪宜与人参、山药、玉竹、熟地搭配使用，可益气补虚、滋阴生津，对体质虚弱者大有益处。

❷ 以色乌黑、光亮、无腥臭气、经夏不软者为佳。置通风干燥处，防潮，防蛀。

● 食补搭配

黄芪+鸡肉

二者搭配食用，有补中益气、养精血的功效。

黄芪+猪肝

二者搭配食用，可补气、养肝、通乳。

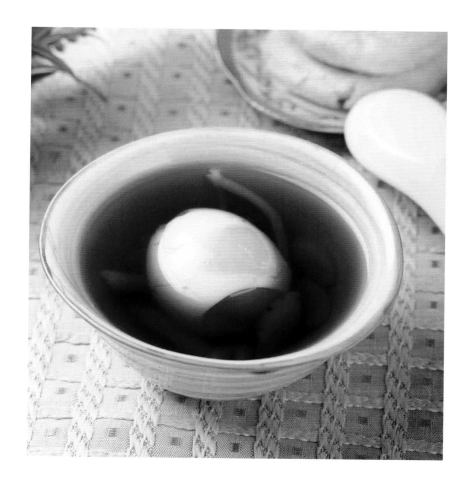

党参黄芪蛋

🍲 材料

党参、黄芪各15克，熟鸡蛋2个，红糖20克

🍳 做法

1. 砂锅中注水，倒入备好的党参、黄芪，盖上盖，用小火煮15分钟至药材
   析出有效成分，揭开盖，放入熟鸡蛋。
2. 倒入红糖拌匀，盖上盖，续煮5分钟至红糖溶化，关火后把煮好的汤料盛
   出，装入碗中即可。

☕ 功效

有益气固表、敛汗固脱、利水消肿的功效。

黄芪红枣鸡汤

🥟 材料

鸡肉块200克，红枣、黄芪各20克，姜片15克，盐、鸡粉各2克，料酒5毫升

🍲 做法

1. 锅中注水烧开，倒入鸡肉块，淋入少许料酒，用大火煮一会儿，捞出待用。

2. 砂锅中注入适量清水，用大火烧开，放入备好的姜片，加入洗净的红枣、黄芪，倒入肉块，盖上盖，煮沸后用小火煮约40分钟。

3. 揭盖，加盐、鸡粉，拌煮片刻至汤汁入味，关火后盛出，装入碗中即可。

☕ 功效

有益气补虚、养心安神的功效，对气虚、血虚都有良好的食疗作用。

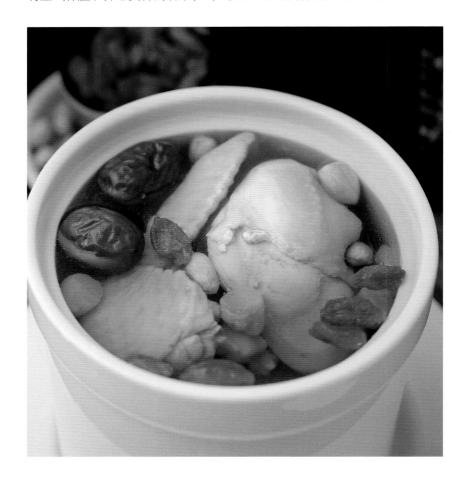

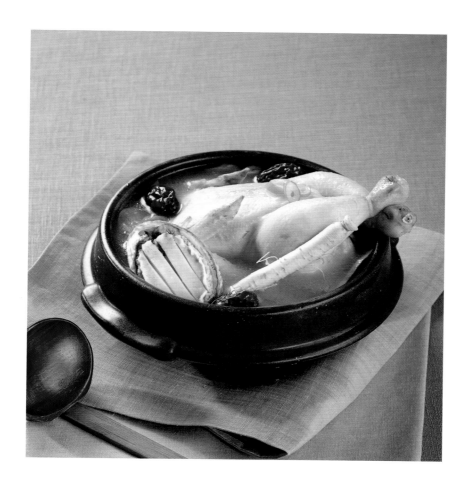

人参黄芪鸡汤

🍲 材料

鸡腿肉块200克，红枣、黄芪各20克，姜片15克，人参片10克，盐3克，鸡粉2克，料酒5毫升

🥘 做法

1. 锅中注水烧开，倒入鸡肉块，淋入少许料酒，用大火煮一会儿，捞出待用。

2. 砂锅中注水烧开，放入姜片、红枣、黄芪、人参片、鸡肉块搅匀，盖上盖，煮沸后用小火煮约40分钟，加盐、鸡粉，煮至汤汁入味即可。

🍵 功效

有益气补虚、养心安神的功效，对气虚、血虚都有良好的食疗作用。

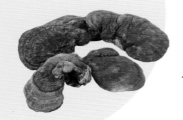

灵芝

补气养血

适用量
每日3～9克

● 性味归经

性甘，平。归心、肺、肝、肾经。

有 效 成 分

灵芝多糖、灵芝酸、
腺苷、甘露醇、
麦角固醇、灵芝总碱

● 食养功效

灵芝具有补气安神、止咳平喘的功效。灵芝与人参、黄芪、当归、熟地同用可增强益气补血功效；与酸枣仁、柏子仁同用可生血养心安神。临床上灵芝常用于治疗冠心病、高血压、高血脂、动脉粥样硬化、脑血栓、中风等疾病。灵芝可有效地扩张冠状动脉，增加冠脉血流量，改善心肌微循环，增强心肌氧和能量的供给，因此，对心肌缺血具有保护作用，可广泛用于冠心病、心绞痛等的治疗和预防。

● 食用注意

❶ 灵芝既可剪成碎小片后煎水代茶饮，又可放入白酒瓶中密封浸泡，3天后，当白酒变成红棕色时饮用，还可研末冲服，其中以研末冲服最有利于营养成分吸收利用。

❷ 若将灵芝当作保健品来进行身体调理，则需连续服用3个月以上，且每次用量不宜过多，以3克左右为宜。

❸ 以色乌黑、光亮、无腥臭气、经夏不软者为佳。置干燥处，防霉，防蛀。

● 食补搭配

灵芝+莲子+陈皮

三者搭配食用，有健脾开胃、益气生血的功效。

灵芝+枸杞+红枣

三者搭配食用，有健脾开胃、补益气血、养心安神的功效。

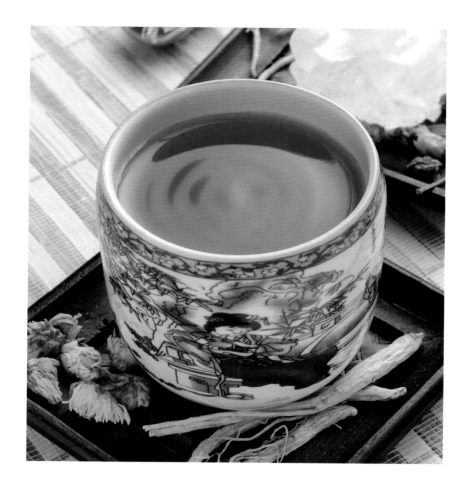

灵芝西洋参菊花茶

材料
灵芝、西洋参各15克，菊花8克，蜂蜜10克

做法
1. 将灵芝、西洋参、菊花洗净，备用。
2. 砂锅中注入适量清水，用大火烧开，倒入灵芝、西洋参、菊花，煮沸后用小火煮约30分钟，至析出营养物质，倒出茶水，淋入蜂蜜即成。

功效
本品清热滋阴、降低血压、软坚散结，适合高血压、甲状腺肿大等症的患者食用。

灵芝爆炒猪腰

材料

猪腰300克，灵芝、姜片、葱条各少许，盐2克，鸡粉2克，料酒5毫升，白糖2克，生抽5毫升，水淀粉、食用油各适量

做法

1. 洗好的猪腰切开，去除筋膜，切上花刀，改切成小块；洗净的葱条切段。
2. 锅中注水烧开，倒入猪腰，加入少许料酒，拌匀，煮约半分钟，捞出猪腰，沥干水分，待用。
3. 用油起锅，倒入灵芝、姜片，炒匀，放入猪腰、葱条，炒香，加入料酒、白糖、盐、鸡粉，淋入生抽、水淀粉，用大火炒至食材入味，关火后盛出炒好的菜肴即可。

功效

有补中益气、补肝益肾、强筋壮骨的功效。

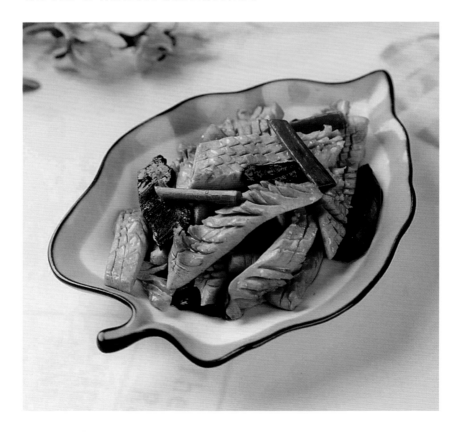

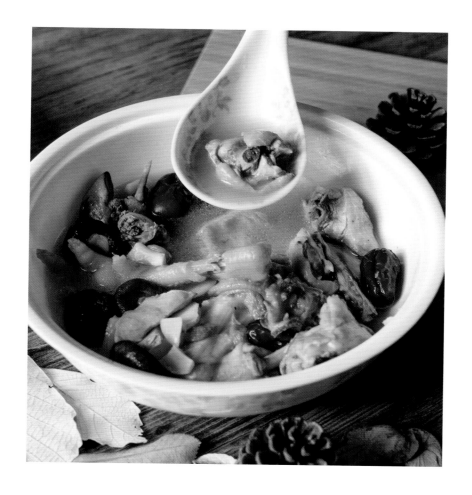

灵芝鸡汤

🍲 材料

鸡爪200克，红枣、灵芝各20克，姜片15克，枸杞5克，盐3克，鸡粉2克，料酒5毫升

🍳 做法

1. 锅中注水烧开，倒入洗净的鸡爪，淋入少许料酒，余去血渍，捞出待用。
2. 砂锅中注水烧开，放入姜片、红枣、灵芝、枸杞、鸡爪，搅拌匀，盖上盖，煮沸后用小火煮约40分钟，加盐、鸡粉调味，盛出装入碗中即可。

☕ 功效

具有补气安神、止咳平喘的功效，能缓解气虚、血虚症状。

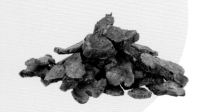

白术

健脾益气　适用量 每餐10~15克

性味归经

性温，味甘、苦。归脾、胃经。

有 效 成 分

挥发油、苍术醇、

苍术酮、维生素A

食养功效

白术中以苍术酮为主要成分的挥发油，有调节肠道功能的作用，能增强机体的消化和吸收功能，对脾胃虚弱、食欲不振、慢性腹泻等症有疗效。

白术有健脾益气、燥湿利水、止汗、安胎的功效，适合脾虚食少、腹胀泄泻、消化吸收功能低下、食欲不振、自汗易汗、小儿流涎、怠倦无力者食用；不适宜阴虚燥渴、胃胀、气滞饱闷者食用。

食用注意

❶ 白术可煎药、炖汤、煮粥、炒菜食用，还可将白术磨成细末，用温水送服，对于体虚多汗的人有食疗作用；煮粥如白术鲫鱼粥，做菜如白术扣烧牛肉，炖汤如白术陈皮煲鱼汤、白术党参猪蹄汤，这类烹饪方法，其营养价值较高。

❷ 选购和储存白术应注意，以个大、质坚实、断面呈黄色的白术为佳；置阴凉干燥处，防蛀。

食补搭配

白术+鳝鱼

白术有健脾益胃、燥湿利水的功效，鳝鱼有补气养血、祛风湿、强筋骨、壮阳等功效，二者搭配食用有补气、养血、温阳益脾的功效。

白术+猪肚

白术有健脾益胃、燥湿利水的功效，猪肚有补虚损、健脾胃的功效，二者搭配食用有健脾益气的功效。

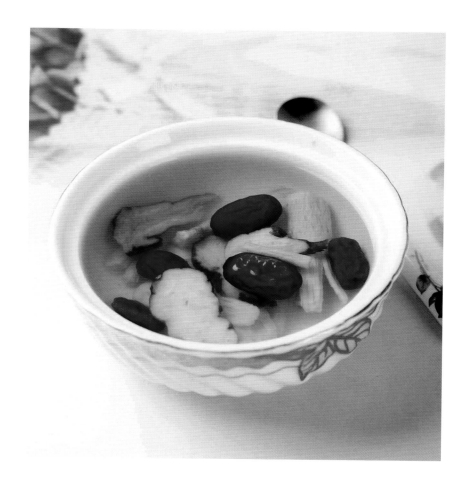

党参白术茶

🍵 材料

白术15克，黄芪15克，党参15克，红枣20克

🍲 做法

1.砂锅中注水烧开，放入洗净的白术、黄芪、党参、红枣，搅拌匀，盖上盖，煮30分钟至药材析出有效成分。

2.揭盖，略煮片刻。

3.关火后盛出煮好的药茶，装入碗中即可。

☕ 功效

本品健脾益气、补血养虚，适合脾虚者饮用。

白术猪肚粥

材料
水发大米95克，熟猪肚70克，白术、姜片各少许，盐2克

做法
1. 将熟猪肚用斜刀切片备用。
2. 锅中注水烧热，放入备好的白术、姜片，倒入切好的猪肚，盖上盖，煮开后用小火煮15分钟，揭盖，捞出姜片、白术，倒入洗净的大米拌匀。
3. 盖上盖，用中小火续煮30分钟至熟，揭盖，加入适量盐，拌匀调味，关火后盛出煮好的粥即可。

功效
本品具有补脾养胃、补肺益肾的功效，适合脾胃气虚者食用。

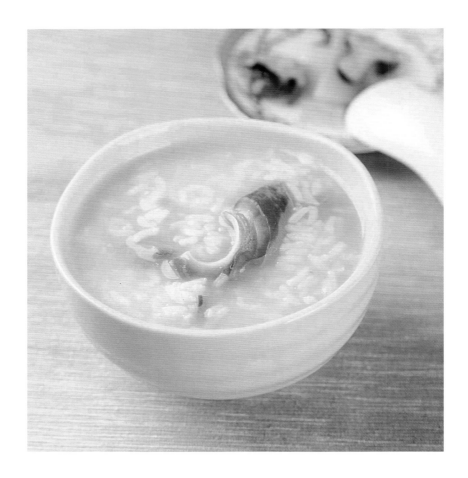

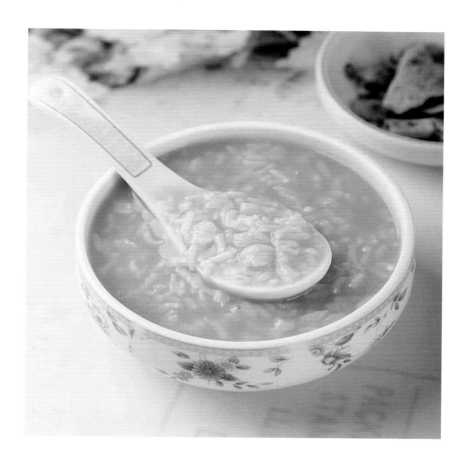

神曲健脾粥

🍳 材料

水发大米180克，神曲、白术、党参、麦芽各少许

🍲 做法

1. 取一个纱袋，放入备好的神曲、白术、党参、麦芽，系好袋口，制成药袋，待用。

2. 砂锅中注水烧开，放入药袋，倒入大米拌匀，盖上锅盖，烧开后用小火煮30分钟至大米熟透，揭开锅盖，将药袋捞出，搅拌均匀。

3. 关火后将煮好的粥盛出，装入碗中即可。

🍵 功效

本品健脾益气、燥湿利水，适合脾虚者食用。

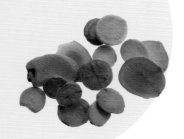

白芍

养血调经

适用量
每日6~15克

● 性味归经

性凉，味苦、酸。归肝、脾经。

有 效 成 分

挥发油类、
三萜类及黄酮类化合物、
单萜类

● 食养功效

白芍具有养血柔肝、缓中止痛、敛阴收汗的功效。白芍所含的白芍总苷具有增加冠脉血流量、改善心肌血流、扩张血管、对抗急性心肌缺血、抑制血小板聚集、镇静、镇痛、解痉、抗炎抗溃疡等多种作用，特别是在增强机体免疫功能方面有着较好的效果。

白芍常与当归、熟地同用，可治疗血虚月经不调、崩漏；常与龟甲、黄芪、椿根皮同用，可治疗阴虚血热、月经过期、量多或崩漏不止；常与当归、白术、柴胡同用，治疗肝郁血虚、胁肋疼痛；临床常用于治疗类风湿性关节炎、胃炎、胃溃疡、肠炎、肝炎等。因此白芍对于治疗胸腹疼痛、泻痢腹痛、自汗盗汗、阴虚发热、月经不调、崩漏、带下等症有良好的疗效。

● 食用注意

❶ 以根粗长、匀直、质坚实、粉性足、表面洁净者为佳。

❷ 在各地产品中，杭白芍因生长期长、加工细致而为白芍中的上品。置干燥处，防蛀。

● 食补搭配

白芍+生姜

可养血柔肝，用于虚寒腹痛。

白芍+当归

可滋阴补血，用于气血两虚。

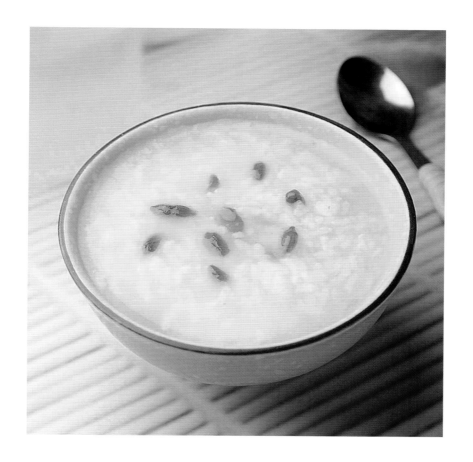

白芍生姜枸杞粥

🍚 材料

水发大米150克，白芍、枸杞各12克，姜末10克

🍲 做法

1. 砂锅中注水烧开，倒入白芍，小火煮15分钟，捞出白芍。倒入洗净的大米拌匀，用大火煮至沸，撒上姜末，盖上盖，烧开后用小火煮约30分钟，至大米熟透。

2. 揭盖，倒入洗净的枸杞，搅拌匀，转中火煮至断生，关火后盛出煮好的粥，装入碗中即成。

☕ 功效

具有促进消化、杀菌解毒、降低胆固醇等功效。

白芍绿豆老鸭汤

🍲 材料

绿豆250克，白芍20克，鸭肉块300克，陈皮1片，高汤适量，盐2克

🍲 做法

1. 锅中注水烧开，放入洗净的鸭肉拌匀，煮2分钟拌匀，余水捞出后过冷水，盛盘备用。

2. 另起锅，注入适量高汤烧开，加入鸭肉、绿豆、白芍、陈皮，拌匀，盖上锅盖，炖3小时至食材熟透，揭开锅盖，加入适量盐进行调味，搅拌均匀至食材入味。

3. 将煮好的汤料盛出即可。

🍲 功效

此汤含有蛋白质、膳食纤维、维生素E、烟酸及磷、钾、镁、锰、锌、钙、铁、铜等营养成分，有抑制病毒、稳定血压等功效。

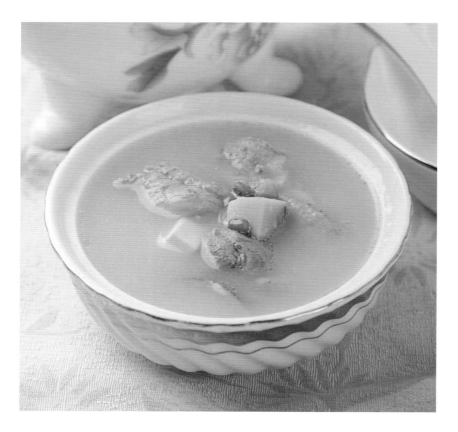

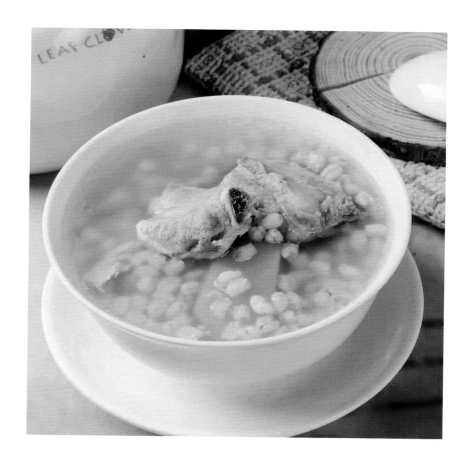

白芍小麦排骨汤

🍲 材料

排骨500克，水发小麦280克，白芍10克，姜片少许，盐3克，鸡粉2克

😋 做法

1. 锅中注水大火烧开，倒入备好的排骨余水，捞出沥水待用。

2. 砂锅中注水大火烧热，倒入排骨、小麦、白芍、姜片，搅拌片刻，盖上锅盖，煮开后转小火煲1小时至熟软。

3. 加入少许盐、鸡粉，搅匀调味，盛出装碗即可。

☕ 功效

白芍搭配小麦，具有养血柔肝、缓中止痛、敛阴收汗的功效，适合气虚导致多汗、盗汗、失眠者食用。

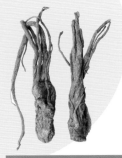

当归

补血活血

适用量
每日6~12克

性味归经

性温，味甘、辛。归肝、心、脾经。

有 效 成 分

阿魏酸、丁二酸、烟酸、
氨基酸、β-谷固醇、
亚油酸、多糖、挥发油等

食养功效

当归所含的挥发油及水溶性成分，能增强心肌血液供应，对心肌缺血有明显的保护作用，且有抗血小板凝聚、抑制血栓形成、抗贫血、促进血红蛋白及红细胞生成的作用，所以当归有补血活血、调经止痛、润燥滑肠的功效。因而对于治疗月经不调、经闭腹痛、症瘕积聚崩漏、血虚头痛、眩晕、痿痹、赤痢后重、痈疽疮疡、跌打损伤有很好的疗效，所以月经不调者、闭经痛经者、气血不足者、头痛头晕者、便秘者适合服用当归。但热盛出血者禁服，湿盛中满及大便溏泄者、孕妇慎服。

食用注意

❶ 当归的不同部位功效也不一样，购买及使用时要稍加注意。当归头止血，当归身养血，当归尾活血。

❷ 当归的药性偏燥烈，阴虚有热的人一定要搭配其他的药来调和当归的辛燥之性，不然容易上火，湿重腹肛不宜食用，大便稀溏者及过敏者不宜食用。

❸ 选购当归以主根大、身长、支根少、断面黄白色、气味浓厚者为佳。

❹ 置阴凉干燥处，防潮、防蛀保存。

食补搭配

黄芪+当归+乌鸡

三者同用，有气血同补的功效，对治疗贫血有积极的食疗作用。

当归+猪瘦肉

二者搭配同食，有养血滋阴、补脾益气的功效，适合气阴虚者食用。

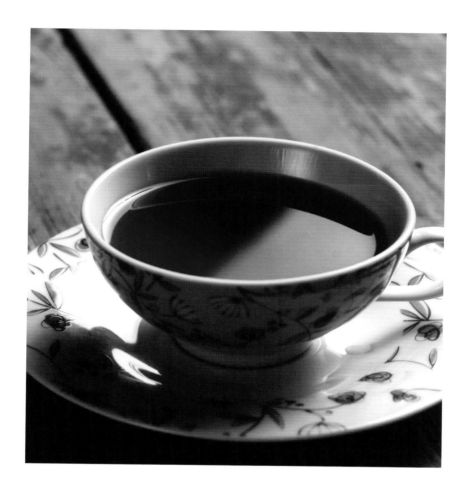

延胡索当归茶

🥣 材料

延胡索10克，当归10克

🍵 做法

1. 砂锅中注水烧开，放入洗净的延胡索、当归，搅拌匀，盖上盖，煮30分钟至药材析出有效成分。

2. 关火后盛出煮好的药茶，装入碗中即可。

🍵 功效

本品健脾益气、补血养虚，适合脾虚者饮用。

人参当归煲猪腰

🍚 材料

猪腰200克，人参5克，当归5克，姜片少许，料酒12毫升

🍲 做法

1. 处理好的猪腰用平刀切开，除去白色筋膜，再切成小片，备用。
2. 砂锅中注水，用大火烧热，倒入备好的当归、人参、姜片，再倒入猪腰，淋入少许料酒，搅拌均匀，盖上锅盖，用中火煮20分钟至食材熟透。
3. 揭开锅盖，搅拌片刻，关火后将煮好的汤料盛出，装入碗中即可。

🍵 功效

本品补气健脾、升提血压，对低血压以及脾胃虚弱的患者有很好的食疗作用。

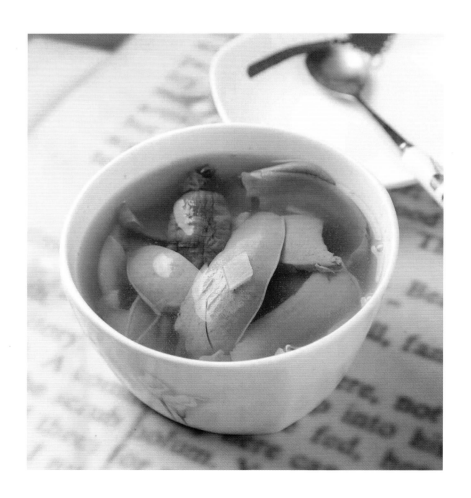

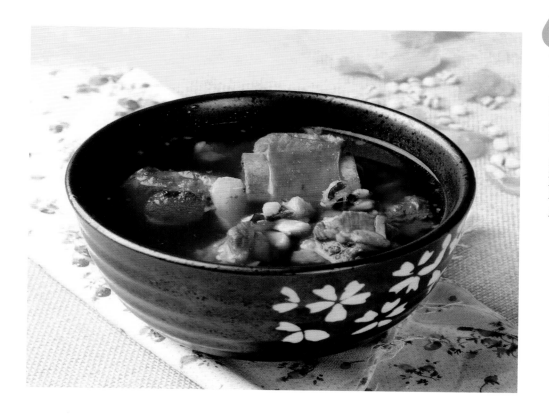

当归百合排骨汤

🥟 材料

当归、生地各10克，芡实、龙牙百合、赤小豆、薏苡仁各30克，排骨块200克，盐2克

🍲 做法

1. 将当归、生地装入隔渣袋里，系好袋口，倒入清水泡发8分钟；将赤小豆装入碗中，倒入清水泡发2小时；再将龙牙百合、芡实、薏苡仁装入碗中，倒入清水泡发10分钟。

2. 将泡好的隔渣袋取出沥水，装盘备用；将泡好的龙牙百合、芡实、薏苡仁取出，沥干水分，装入盘中备用；将泡好的赤小豆取出沥水，装盘备用。

3. 锅中注水烧开，放入排骨块余煮片刻，捞出沥干水分，装入盘中待用。

4. 砂锅中注水，倒入排骨块、当归、生地、赤小豆、芡实、薏苡仁拌匀，加盖，大火煮开转小火煮100分钟，加入龙牙百合拌匀续煮至熟，加盐，搅拌入味，盛出即可。

🍵 功效

本品具有健脾养胃、益气补虚、补肾强身作用，适合肾虚头痛患者食用。

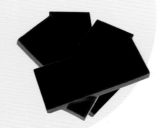

阿胶

补血止血

适用量
每日3～9克

● 性味归经

性平、味甘。归肺、肝、肾经。

有 效 成 分
胶原蛋白、糖胺多糖、
多肽、生物酸、
蛋白质水解物

● 食养功效

阿胶所含的主要成分是蛋白质，水解后生成多种氨基酸，并含钙、硫等元素，能促进红细胞和血红蛋白的生成，亦能使血压升高而抗休克，因而阿胶具有强大的补血功能。

阿胶具有补血、滋阴润燥、止血的功效。阿胶常与熟地黄、当归、黄芪等补益气血药同用，用于治疗血虚萎黄、眩晕、心悸、肌痿无力等；也常与桑叶、石膏、麦冬、杏仁等同用，用于治疗心烦不眠、虚风内动、肺燥咳嗽等；还能与生地、艾叶、当归、芍药等同用，用于劳嗽咯血、吐血尿血、便血崩漏、妊娠胎漏等多种出血症状的治疗。

● 食用注意

❶ 正宗阿胶黄透如琥珀色或光黑如莹漆，颜色均匀，无气孔及油孔，气味清香，质硬而脆，一拍即碎。

❷ 阿胶应保存在密封容器里，并放置食品用干燥剂，冷藏储存。

● 食补搭配

　阿胶+熟地黄

二者搭配食用，可补益气血。

　阿胶+鸡肉

二者搭配食用，可补血滋阴，增强体质。

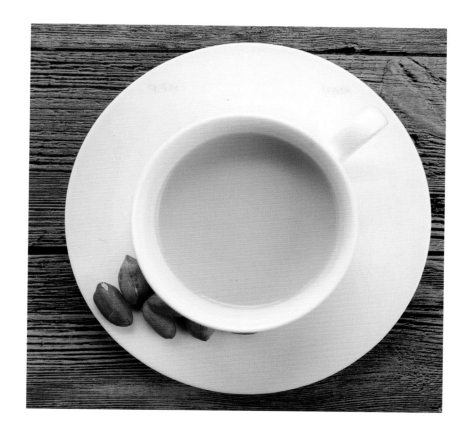

阿胶花生奶

🍅 材料

阿胶20克，牛奶250毫升，花生30克，白糖15克

🍲 做法

1. 取榨汁机，倒入牛奶，加入花生，榨成花生奶备用。

2. 砂锅中注水烧开，放入阿胶，盖上盖，用大火煮开后转小火熬煮40分钟。

3. 倒入花生奶煮开，加白糖拌匀至溶化，稍煮片刻至入味。

4. 关火后盛出煮好的花生奶，装碗即可。

🍵 功效

本品具有补血滋阴、强心益肺、美容养颜等功效，适于肝肾阴虚、血虚、腰膝酸软等患者食用。

阿胶淮杞炖甲鱼

材料

甲鱼（人工饲养）块800克，淮山、枸杞各5克，阿胶3克，清鸡汤200毫升，姜片少许，盐、鸡粉各2克，料酒10毫升

做法

1. 沸水锅中倒入洗净的甲鱼块，淋入料酒，略煮一会儿，汆去血水，捞出甲鱼，放入炖盅里，注入鸡汤，放入姜片、淮山、枸杞，加入适量清水，盖上盖，待用。

2. 蒸锅中注水烧开，放入阿胶、炖盅，在阿胶里加入适量清水，盖上锅盖，用大火炖90分钟；揭盖，取出阿胶搅匀，在炖盅里加入盐、鸡粉、料酒，倒入溶化的阿胶，拌匀，盖上盖，续炖30分钟至熟。

3. 揭盖，取出炖好的汤料即可。

功效

本品补气活血，升提血压，对低血压、贫血、气血亏虚等患者均有食疗效果。阿胶能补血、止血、滋阴润燥，是女性养气血的一大圣品；枸杞补肾、养肝明目，常食能让人长寿。

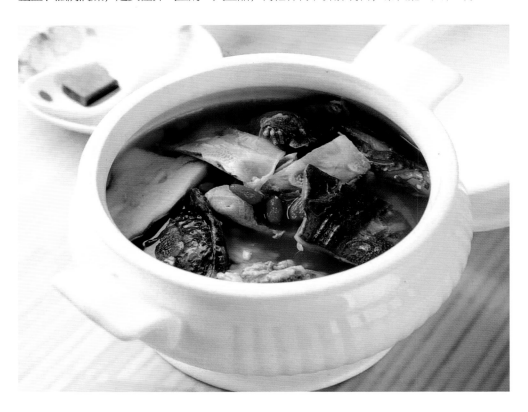

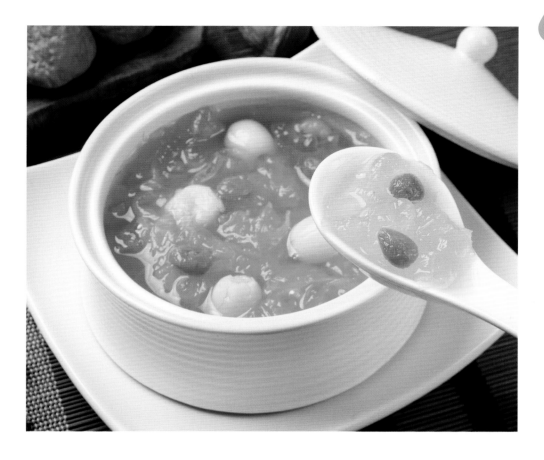

阿胶银耳甜汤

🥟 材料

阿胶20克，马蹄100克，水发银耳120克，冰糖30克，食粉适量

🍲 做法

1. 洗净去皮的马蹄切成片；洗好的银耳切去黄色根部，切成小块；阿胶浸泡2小时。

2. 锅中注水烧开，倒入切好的银耳，放入少许食粉，拌匀，煮1分钟，捞出，沥干水分。

3. 砂锅中倒入适量清水烧开，放入阿胶、银耳，倒入切好的马蹄，盖上盖，用小火煮30分钟。

4. 揭开盖，放入冰糖搅拌匀，煮至冰糖完全溶化，将煮好的甜汤盛出，装入碗中即可。

🍵 功效

本品有补中益气、健脾养胃、止虚汗、补气血等功效。

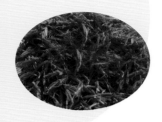

红花

活血通经

适用量
每日3~9克

性味归经

性温、味辛。归心、肝经。

有 效 成 分

黄酮类化合物、山柰酚、槲皮素、木樨草素、糖苷、黄芩苷、儿茶酚、亚油酸

食养功效

红花能抗凝血、抗血栓的形成，且能扩张血管、改善微循环，也能抗心、脑、肾缺血所致损伤，亦能兴奋子宫；从而常用于冠心病、脑梗死、月经不调的治疗。

红花有活血通经、去瘀止痛的功效，可治闭经、症瘕、难产、死胎、产后恶露不尽、瘀血作痛、痈肿、跌扑损伤。红花还用于眼科，主要为清热消炎，可治目赤红肿。红花常与桃仁、当归、川芎同用可活血通经、祛瘀止痛；与大黄同用则可活血化瘀，疗伤之痛；与桂枝、瓜蒌、丹参同用则可温通活血。但孕妇慎用红花，有出血倾向者也不宜多用。

食用注意

❶ 以花片长、色鲜红、质柔软者为佳。
❷ 置阴凉干燥处，防潮，防蛀。

食补搭配

红花+桃仁

有活血化瘀、通络止痛的功效。

红花+鸡肉

有活血通脉的功效。

红花+百合

有活血化瘀、润肺止咳的功效。

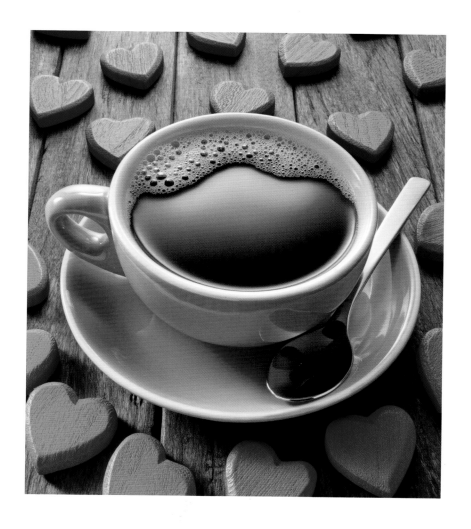

红花桂枝茶

🥄 材料

红花9克，生卷柏10克，泽兰12克，当归、桂枝各10克

🍵 做法

1. 将红花、生卷柏、泽兰、当归、桂枝共研成粗末。

2. 将药末置热水瓶中，冲入沸水适量，闷泡20分钟后，代茶温饮，每日1剂。

🍵 功效

有温经通脉、通络活血的功效，适合气血瘀滞者饮用。

红花桃仁南瓜粥

🍲 材料

大米100克，南瓜150克，红花、桃仁各10克，蒲黄5克

🍲 做法

1. 将红花、桃仁、大米、蒲黄洗净；南瓜去皮，切丁块。
2. 把红花、桃仁、蒲黄放入净锅中，加水煎煮30分钟，捞出药渣。
3. 锅中再加入大米和南瓜煮成粥即可。

🍲 功效

有活血化瘀、通脉止痛的功效，适合气血瘀滞者食用。

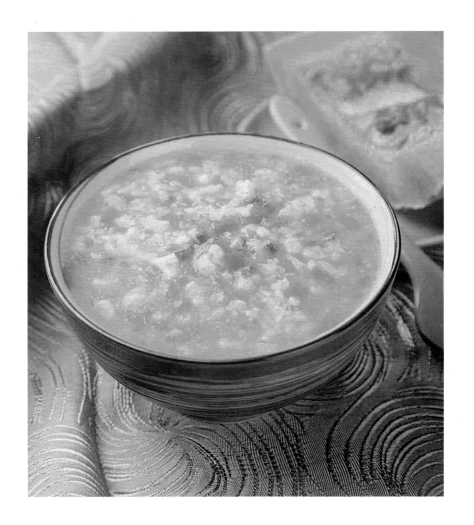

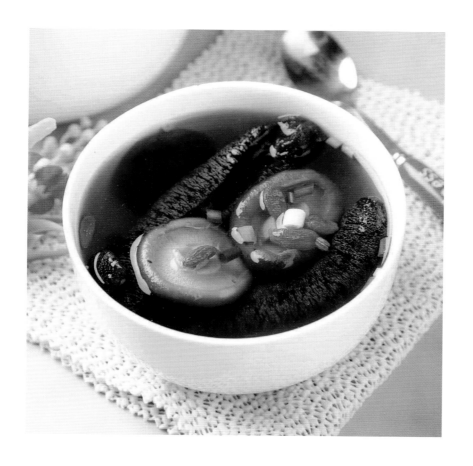

红花枸杞海参汤

🥟 材料

海参300克，香菇15克，枸杞10克，红花5克，姜片、葱花各少许，盐2克，鸡粉2克，料酒5毫升

🍲 做法

1. 砂锅中注入适量的清水，大火烧热，放入海参、香菇、枸杞、姜片、红花，淋入少许的料酒，搅拌片刻，盖上锅盖，煮开后转小火煮1小时至熟透。
2. 掀开锅盖，加入少许盐、鸡粉，搅拌匀，煮开，使食材入味，关火，将煮好的汤盛出装入碗中，撒上葱花即可。

☕ 功效

本品可补气活血，调理头昏耳鸣、失眠多梦、记忆减退等症状。

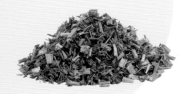

益母草

活血化瘀

适用量
每日10~30克

性味归经

性凉，味辛、苦。归心、肝、膀胱经。

有 效 成 分
益母草碱、水苏碱、
益母草定、益母草宁
亚麻酸、β－亚麻酸

食养功效

益母草是活血调经的妇科良药，但并非补药，也不可多用。月经不调、痛经的女性可用益母草调经，产后尤其是产褥期女性使用益母草，可以促进子宫收缩、排净恶露。益母草还可改善冠状动脉供血、降低血液黏稠度、扩张血管，从而治疗心肌缺血。

益母草具有活血化瘀、调经、利水的功效。主治月经不调、痛经、闭经、难产、胞衣不下、产后血瘀、恶露不尽及瘀血所致的崩中漏下、尿血、便血、痈肿疮疡等。益母草可使子宫产生显著的兴奋作用，抗血小板聚集，扩张血管，改善冠脉循环和保护心脏。

食用注意

❶ 挑选益母草时，应以色泽黄绿、叶多、质地细嫩、完整者为佳。

❷ 保存时可将益母草放入密封罐中，置于通风阴凉、干燥处保存。

食补搭配

益母草+猪瘦肉

搭配同食，有益气补虚、活血化瘀、滋阴润燥的功效，可用于调经、产后促进子宫恢复。

益母草+鸡蛋

有益气补虚、活血化瘀、调经止痛的功效。

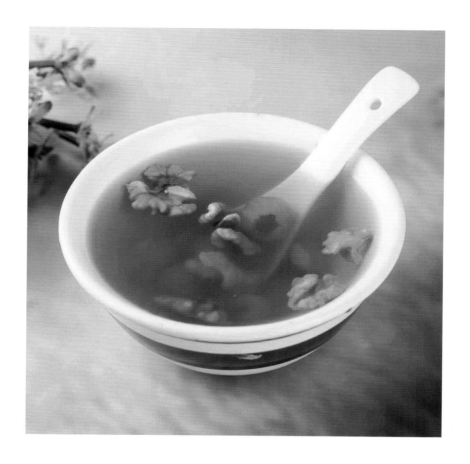

益母草桂圆核桃茶

🥟 材料

桂圆肉15克，核桃仁30克，益母草10克，白糖20克

😋 做法

1. 砂锅中注水烧开，放入备好的桂圆肉、核桃仁、益母草，盖上盖，用小火煮约20分钟至食材熟透。

2. 揭开盖，放入适量白糖，拌匀，煮至白糖溶化。

3. 关火后盛出煮好的茶，装入碗中即可。

☕ 功效

核桃仁含有亚油酸、胡萝卜素、维生素、叶酸、铜、镁、钾等营养成分，具有止咳化痰、温肺补肾、润燥滑肠、提高免疫力等功效。

益母草大米粥

🍲 材料
水发大米120克，益母草10克

🍚 做法
1. 砂锅中注水，用大火烧热，放入备好的益母草拌匀，煮30分钟至析出有效成分，将益母草捞出。
2. 倒入洗好的大米拌匀，盖上锅盖，烧开后用小火煮30分钟至大米熟软，揭开锅盖，持续搅拌。
3. 关火后盛出煮好的粥，装入碗中即可。

☕ 功效
有活血化瘀、调经止痛的功效。

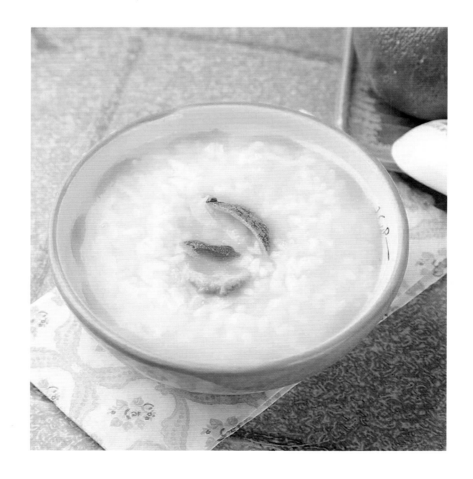

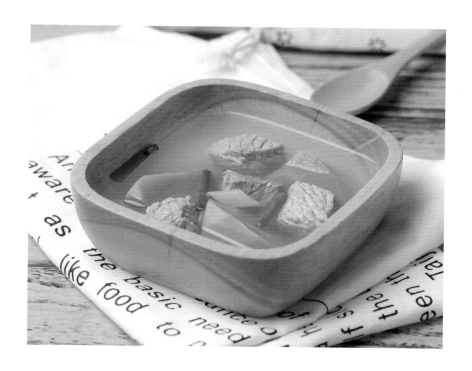

益母草胡萝卜牛肉汤

🍲 材料

牛肉125克，去皮胡萝卜100克，益母草10克，姜片、葱段各少许，盐、鸡粉各1克，胡椒粉2克

🍚 做法

1. 洗净的胡萝卜切滚刀块；洗好的牛肉切块。
2. 锅中注水烧热，倒入切好的牛肉，余煮一会儿至去除血水和脏污，捞出沥水，装盘待用。
3. 将洗净的锅置火上，注水烧开，倒入益母草煮30分钟，捞出益母草，倒入余好的牛肉，放入姜片、葱段，搅匀，加盖，用大火煮开后转小火续煮1小时至熟软。
4. 揭盖，倒入切好的胡萝卜搅匀，加盖，续煮30分钟至胡萝卜熟软。
5. 揭盖，加入盐、鸡粉、胡椒粉搅匀调味，关火后盛出煮好的汤，装碗即可。

☕ 功效

有活血化瘀、健脾益气的功效，适合气虚、气滞、血瘀者食用。

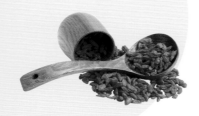

枸杞

平补肝肾

适用量
每日6~12克

性味归经

性平、味甘。归肝、肾经。

有 效 成 分

枸杞多糖、甜菜碱、隐黄质、
玉蜀黍黄素、维生素B$_2$、
酸浆红素、东茛菪素、
胡萝卜素、烟酸、维生素B$_1$

食养功效

枸杞有降低血压、降低胆固醇和防止动脉硬化的作用，并能保护肝细胞的新生，改善肝功能，对于慢性肝炎、中心性视网膜炎、结核、糖尿病、神经衰弱等症均有很好的防治作用。

枸杞有滋补肝肾、益精明目的功效；常用于治疗虚劳精亏，腰膝酸痛，眩晕耳鸣，阳痿遗精，内热消渴，血虚萎黄，目昏不明。枸杞配熟地或女贞子可滋补肝肾精血；配何首乌可益精补血、平补肝肾；配黄精可滋阴养血。但对于脾虚泄泻者和感冒发热患者则不宜服用枸杞。

食用注意

❶ 枸杞多为内服，既可以泡茶饮用，也可以搭配菜肴同食，还可以直接嚼食。一般认为直接嚼食有利于枸杞药效的发挥。

❷ 以粒大、肉厚、种子少、色红、质柔软者为佳。置阴凉干燥处，防闷热，防潮，防蛀。

食补搭配

枸杞+鳝鱼

二者搭配食用，可补肾养血。

枸杞+田鸡

二者搭配食用，可补血养颜。

枸杞+莲子

二者搭配食用，可补气养血、养心益肾。

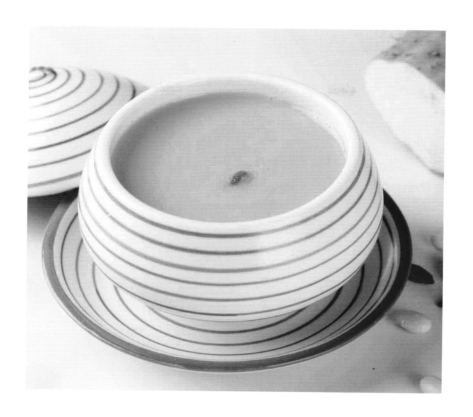

山药枸杞豆浆

🥟 材料

枸杞15克，水发黄豆60克，山药45克

🍲 做法

1. 洗净的山药去皮，切片，再切成小块；将已浸泡8小时的黄豆倒入碗中，加入适量清水，用手搓洗干净，倒入滤网，沥干水分。

2. 把洗好的黄豆倒入豆浆机中，放入备好的枸杞、山药，注水，至水位线即可，盖上豆浆机机头，选择"五谷"程序，再选择"开始"键，开始打浆。

3. 待豆浆机运转约15分钟，即成豆浆，将豆浆机断电，取下机头，把煮好的豆浆倒入滤网，滤取豆浆，倒入杯中，用汤匙撇去浮沫即可。

☕ 功效

本品适于调理肝肾阴虚、腰膝酸软、头晕目眩、目昏多泪、虚劳咳嗽、遗精、贫血等症。

番石榴银耳枸杞糖水

🍲 材料

番石榴120克，水发银耳100克，枸杞15克，冰糖40克

🍚 做法

1. 洗好的银耳切成小块；洗净的番石榴对半切开，改切成小块。

2. 砂锅中注水烧开，放入切好的番石榴、银耳，用勺搅拌匀，改用小火，盖上盖，煮15分钟至食材熟软。

3. 揭开盖，放入冰糖，煮至溶化，放入洗净的枸杞，搅拌匀，将煮好的糖水盛出，装入汤碗中即可。

☕ 功效

有健脾益气、养阴生津的功效，非常适合气血虚弱者食用。

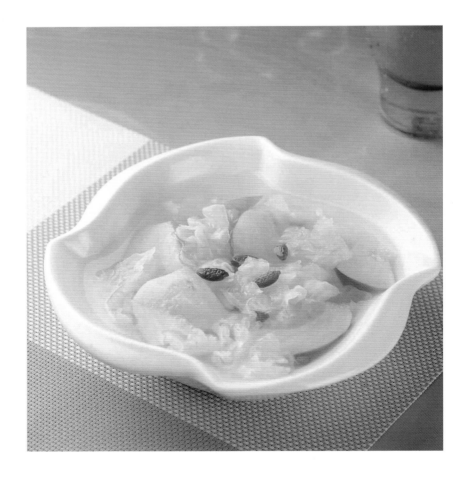

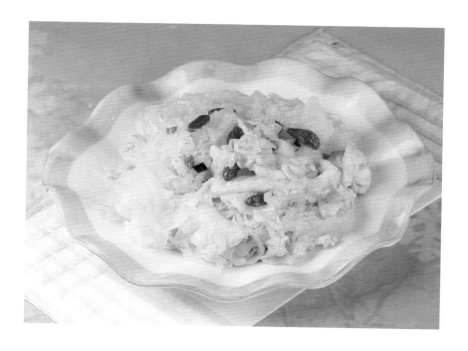

银耳枸杞炒鸡蛋

🍲 材料

水发银耳100克，鸡蛋3个，枸杞10克，葱花少许，盐3克，鸡粉2克，水淀粉14毫升，食用油适量

🍚 做法

1. 洗好的银耳切去黄色根部，切小块；鸡蛋打入碗中，加入少许盐、鸡粉，淋入适量水淀粉，用筷子打散调匀。

2. 锅中注水烧开，加入切好的银耳，放入少许盐，拌匀，煮半分钟至其断生，把焯煮好的银耳捞出，沥干水分，待用。

3. 用油起锅，倒入蛋液，炒至熟，把炒好的鸡蛋盛出，装入碗中，备用，锅底留油，倒入焯过水的银耳，放入鸡蛋，放入洗净的枸杞，加入葱花，翻炒匀，加入盐、鸡粉，炒匀调味，淋入适量水淀粉，快速翻炒均匀，关火后盛出炒好的食材即可。

🍵 功效

本品具有补肾健脾、益气生津的功效，适合脾肾气虚、肝肾阴虚以及气阴两虚型慢性肾炎患者食用。

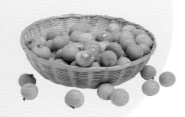

桂圆肉

养血安神

适用量
每日3~9克

性味归经

性温、味甘。归心、肝、脾、肾经。

有 效 成 分

蛋白质、脂肪、烟酸、
糖类、粗纤维、钙、
维生素C、维生素K、磷

食养功效

桂圆肉有补血安神、健脑益智、补养心脾的功效，是健脾益智的传统食物；对虚劳羸弱、失眠、健忘、惊悸、怔忡有较好的食疗效果；对病后需要调养及体质虚弱的人尤为有益。

桂圆肉营养丰富，具有增进红细胞及血红蛋白活性、升高血小板、改善毛细血管脆性、降低血脂、增加冠状动脉血流量的作用，对心血管疾病有防治作用。

食用注意

❶ 桂圆食用过多容易出现上火的症状。

❷ 使用桂圆时应该注意，痰多火盛、无食欲、腹胀、舌苔厚腻、大便滑泻，以及患有慢性胃炎的人不宜服用。

❸ 市售的桂圆肉以色金黄、肉厚、质细软、体大、半透明、气香、味甜、嚼之口感"起砂"者为佳；生晒桂圆肉为好。置通风干燥处，防潮，防蛀。

食补搭配

桂圆+鸡蛋

二者搭配食用，可治疗血虚引起的头痛。

红枣+桂圆

二者搭配食用，有补血养气、美容养颜的功效。

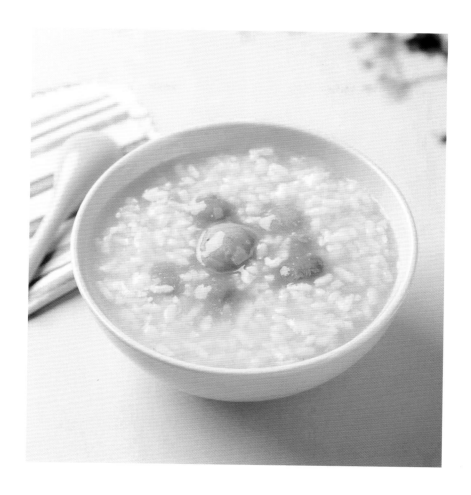

板栗桂圆粥

🥟 材料

板栗肉50克，桂圆肉15克，大米250克

😋 做法

1. 砂锅中注水，用大火烧热，倒入备好的板栗肉、大米、桂圆肉，搅匀。

2. 盖上锅盖，煮开后转小火煮40分钟至食材熟透。

3. 揭开锅盖，搅拌均匀，关火后将煮好的粥盛入碗中即可。

☕ 功效

本品可调理虚劳羸弱、消化不良、免疫力低下、失眠健忘、惊悸怔忡等症。

人参鱼片汤

🥟 材料

黄鱼270克，瘦肉120克，桂圆肉12克，人参45克，葱段、姜片各少许，火腿片15克，川贝适量，盐2克，料酒5毫升，水淀粉适量

🍲 做法

1. 将洗净的瘦肉切薄片；处理好的黄鱼切取鱼肉，用斜刀切片，把鱼片装入碗中，加入少许盐、水淀粉拌匀，再腌渍10分钟至其入味。

2. 锅中注水烧开，倒入瘦肉片，拌匀，淋入少许料酒，汆去血水，再捞出瘦肉，沥干水分，待用。

3. 取一个蒸碗，倒入汆过水的瘦肉片，放入火腿片，撒上备好的桂圆肉、人参，放入姜片、葱段，倒入洗净的川贝，注水至九分满，蒸锅上火烧开，放入蒸碗，盖上锅盖，用中火蒸30分钟至食材散出香味，揭盖，放入腌渍好的鱼片，摆盘即可。

🍵 功效

具有和胃止血、益肾补虚、健脾开胃、安神止痢等功效。

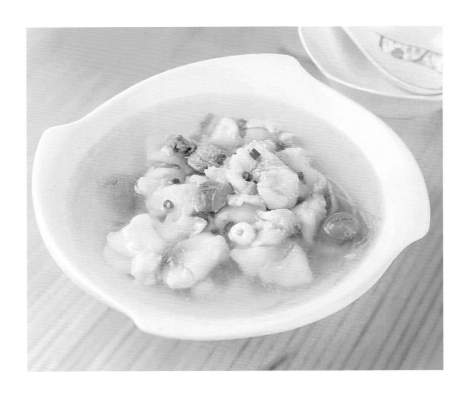

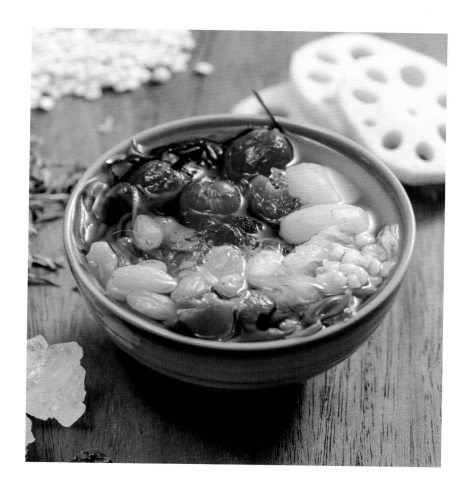

桂圆莲子银耳甜汤

材料

桂圆肉30克，水发银耳100克，藕丁100克，葡萄干、红枣、莲子、薏米各15克，冰糖20克

做法

1. 洗好的银耳切成小块。
2. 砂锅中注水烧开，放入桂圆肉、银耳、藕丁、葡萄干、红枣、莲子、薏米，用小火煮40分钟至食材熟软，放入冰糖，煮至溶化，盛出即可。

功效

适于脾虚虚寒、肢寒畏冷、贫血、腰膝冷痛、月经不调者食用。

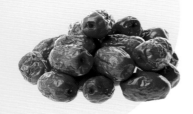

红枣

补中益气

适用量
每日6~15克

性味归经

性温、味甘。归脾、胃经。

有 效 成 分
蛋白质、糖类、
有机酸、维生素C、
芦丁、葡萄糖、果糖

食养功效

红枣中富含钙和铁，对女性防治骨质疏松和贫血有重要作用，对更年期女性和中老年人经常出现的骨质疏松、生长发育高峰期的青少年和女性贫血，红枣都有十分理想的食疗作用。红枣中还含有芦丁，可软化血管、降低血压。

红枣有补脾和胃、益气生津、调营卫、解药毒的功效，因而常用于胃虚食少、脾弱便溏、气血津液不足、营卫不和、心悸怔忡等病症的治疗。红枣常与熟地、阿胶同用，可滋阴补血；常与甘草、小麦同用则可养心安神。

红枣能促进白细胞的生成，降低血清胆固醇，提高人血白蛋白，保护肝脏。

食用注意

❶ 龋齿疼痛、腹部胀满、便秘、消化不良、咳嗽、糖尿病等患者不宜常用。

❷ 优质的红枣皮色紫红，颗粒大而均匀、果形短壮圆整、皱纹少、痕迹浅、皮薄核小、肉质厚而细实。红枣应保存在阴凉干燥处，注意防潮防虫。

食补搭配

红枣+小麦

有补血润燥、养心安神的功效。

红枣+花生

有补血益气、健脾养胃的功效。

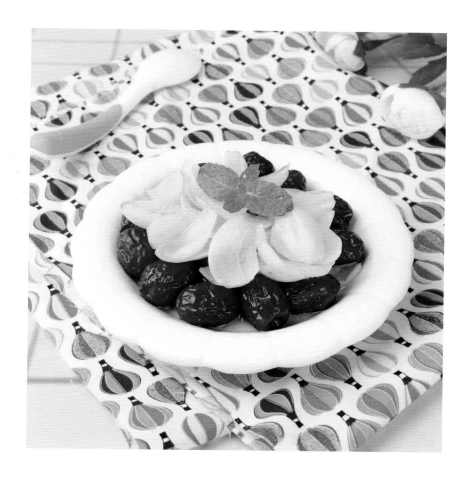

红枣蒸百合

🥟 材料

鲜百合50克，红枣80克，冰糖20克

🍲 做法

1. 蒸锅注水烧开上汽，放入洗净的红枣蒸20分钟，取出。

2. 将备好的百合、冰糖摆放到红枣上，再次放入烧开的蒸锅蒸5分钟。

3. 掀开锅盖，取出即可。

🍲 功效

本品具有补益脾胃、调和药性、养血宁神等功效，能补中益气、养血安神，加速机体复原；老年体弱者食用红枣，能增强体质，延缓衰老。

红枣芋头

材料
去皮芋头250克，红枣20克，白糖适量

做法
1. 洗净的芋头切片。
2. 取一盘，将洗净的红枣摆放在底层中间，盘中依次均匀铺上芋头片，顶端再放入几颗红枣。
3. 蒸锅注水烧开，放上摆好食材的盘子，加盖，用大火蒸10分钟至熟透。
4. 揭盖，取出芋头及红枣，撒上白糖即可。

功效
可健脾胃、养气血，调理食欲不振、气血亏虚、便秘、新陈代谢差等问题。

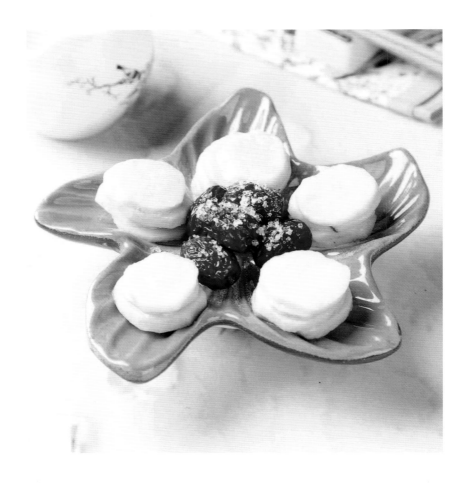

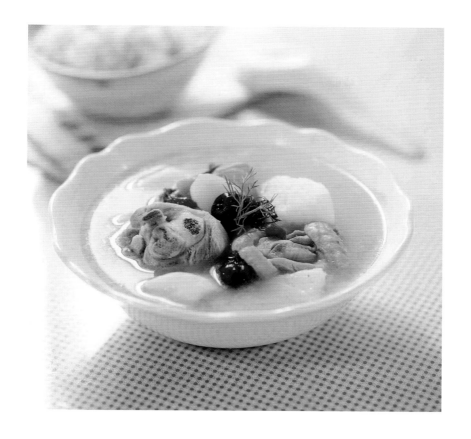

山药红枣鸡汤

🍲 材料

鸡肉400克，山药230克，红枣、枸杞、姜片各少许，盐3克，鸡粉2克，料酒4毫升

🍜 做法

1. 洗净去皮的山药切滚刀块；洗好的鸡肉切块，汆水后捞出备用。
2. 砂锅中注水烧开，倒入鸡肉块、山药、红枣、姜片、枸杞，淋入料酒，盖上盖，用小火煮约40分钟。
3. 揭开盖，加入少许盐、鸡粉搅拌均匀，略煮片刻至食材入味即可。

🍵 功效

本品可健脾补血、清热、通利肠胃，适于脾胃虚弱、消化不良、贫血、便秘等症者食用。

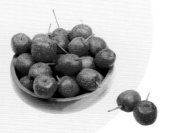

山楂

理气散瘀

适用量
每日10~15克

性味归经

性微温，味酸、甘。归脾、胃、肝经。

有效成分

枸橼酸、苹果酸、脂肪、
维生素C、蛋白质、
糖类以及钙、磷等矿物质

食养功效

山楂的酸性成分能增加胃酸分泌，增加酶的活性，具有开胃消食的作用，尤其对消除肉食积滞效果更好，但是胃酸分泌过多者则不宜食用，会对胃黏膜造成不良刺激，另外，山楂还有抗菌的作用，对辅助治疗腹痛、腹泻有较好的效果。

山楂性微温、味酸，有消食化积、理气散瘀、收敛止泻、杀菌等功效，适宜食积腹胀、消化不良、食欲不振、高血压、高血脂、糖尿病及动脉硬化患者食用。

食用注意

❶ 山楂可泡水、泡茶饮用，也可炖汤、煎煮食用。

❷ 山楂不适宜脾胃虚弱、胃酸过多、消化性溃疡、肠炎等患者食用；不适合孕妇食用，因为山楂可以刺激子宫收缩，有可能诱发流产。

❸ 外表呈深红色，鲜亮而有光泽，果实丰满、圆鼓并且叶梗新鲜，为新鲜的成熟山楂；山楂较易保存，放在常温处即可。

食补搭配

山楂+核桃

山楂酸甘可健胃，可促进胃消化酶分泌，核桃有定喘润肠的功效，二者搭配食用，消食化积、促进胃消化酶分泌效果更佳。

山楂+芹菜

山楂有消食化积、活血化瘀的功效，芹菜有通便、润肠的功效，二者搭配食用有活血、消食、通便的功效。

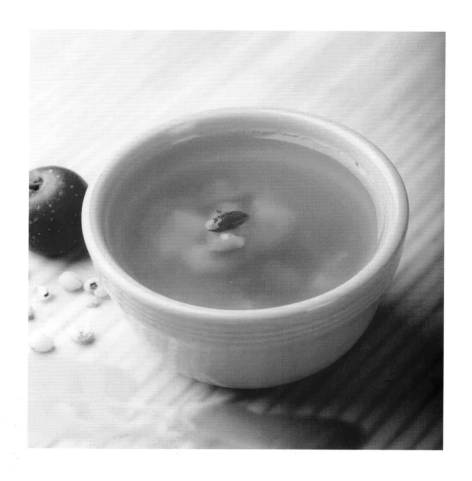

山楂薏米水

🥟 材料

新鲜山楂50克，水发薏米60克，蜂蜜10克

🍲 做法

1. 洗好的山楂切开，去核，切成小块，备用。

2. 砂锅中注水烧开，倒入洗好的薏米。

3. 加入切好的山楂，拌匀，盖上盖，用小火煮20分钟，揭开盖，搅拌片刻，将煮好的薏米水滤入碗中，倒入蜂蜜即可。

☕ 功效

有利水渗湿、健脾止泻、除痹、排脓、解毒散结的功效。

鸡内金山楂煮瘦肉

材料

猪瘦肉240克，鸡内金、陈皮、干山楂、桂圆肉、姜片各少许，盐、鸡粉各2克，料酒5毫升

做法

1. 洗好的猪瘦肉切块。
2. 锅中注水烧开，倒入瘦肉拌匀，余水，捞出沥水装盘待用。
3. 锅中注水烧热，倒入备好的桂圆肉、姜片、鸡内金、陈皮、干山楂，用大火煮沸，倒入余过水的瘦肉，淋入少许料酒，盖上盖，烧开后用小火煮40分钟至食材熟透。
4. 揭开盖，加入适量盐、鸡粉，搅拌匀，煮至食材入味，盛出即可。

功效

有健脾养胃、补血益气的功效。

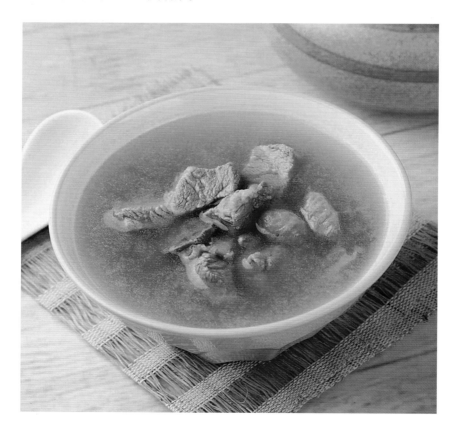

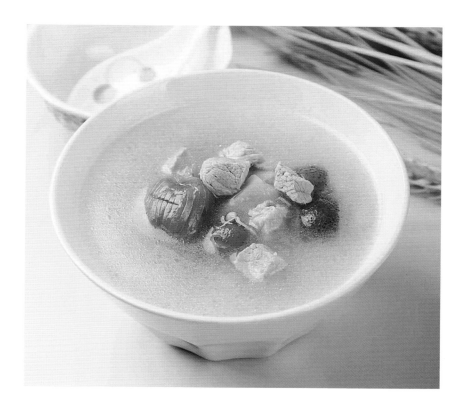

山楂麦芽益食汤

🥣 材料

猪肉200克，山楂8克，淮山5克，水发麦芽5克，蜜枣3克，陈皮2克，高汤500毫升，盐2克

🍲 做法

1. 锅中注水烧开，放入洗净切好的猪肉，余至变色，捞出猪肉，过冷水，装盘待用。
2. 锅中注入适量高汤烧开，倒入余煮好的猪肉，放入洗净去籽的山楂，加入洗好的麦芽、淮山、蜜枣、陈皮，搅拌均匀，盖上盖，烧开后转小火煮1～3小时至食材熟透，揭盖，加少许盐调味，拌煮片刻至食材入味。
3. 关火后盛出煮好的汤料，装入碗中即可。

☕ 功效

有滋阴凉血、益气补虚的功效。

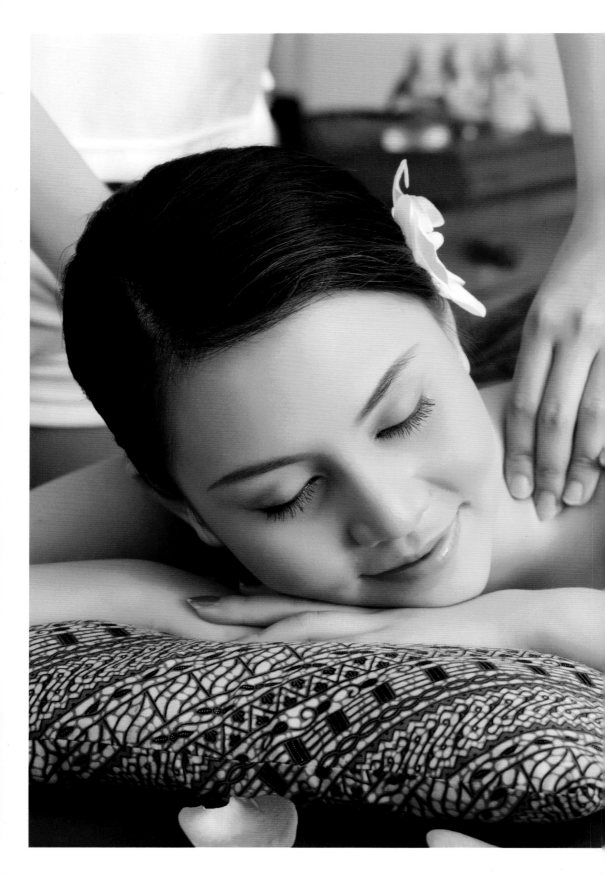

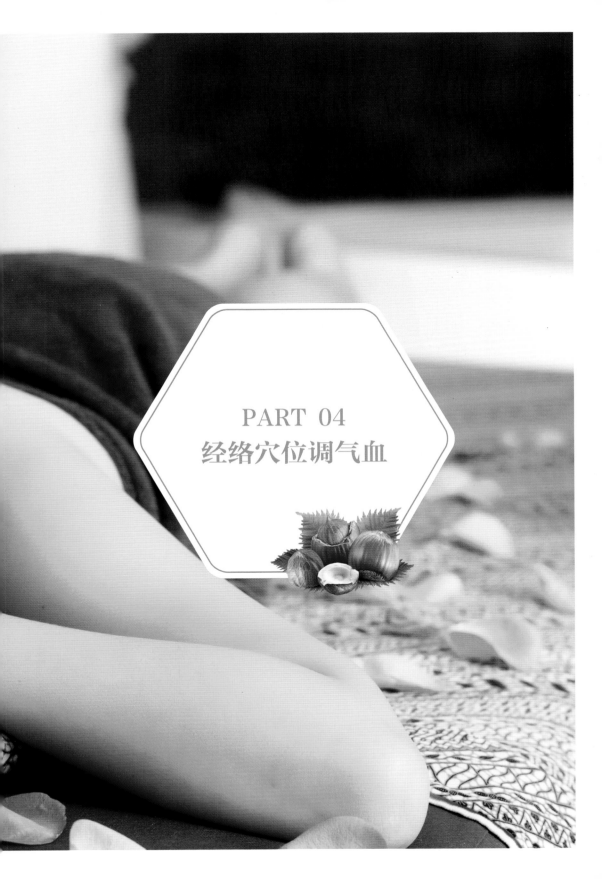

PART 04

经络穴位调气血

涌泉穴——大补肾气

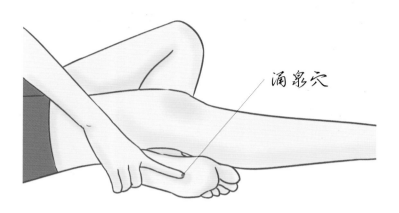

涌泉穴

涌泉穴被称为"长寿穴"，是脚底上的一个穴位。此穴的意思是指体内肾经的经水由此外涌而出体表。本穴为肾经经脉的第一穴，在全身腧穴的最下部，它联通肾经的体内体表经脉，肾经体内经脉中的高温高压水液由此外涌而出体表，所以名"涌泉"。

【取穴】涌泉穴位于足前部凹陷处第二趾、第三趾趾缝纹头端与足跟连线的前1/3处。

中医认为，肾在人体中是一个极其重要而又包含多种功能的脏器，内藏元阴、元阳（肾之阴阳的别称），为水火之宅，是先天之本、生命之根。《黄帝内经》中说："肾出于涌泉，涌泉者，足心也。"意思是说：肾经之气犹如源泉之水，来源于足下，涌出灌溉全身四肢各处。所以，涌泉穴在养生保健方面具有重要的作用，经常按摩可起到补肾固元的功效。

通过刺激涌泉穴，可以促进人体内的气血循环，调整人体的代谢过程；而且还能刺激大脑皮质神经，使人感到轻松舒适，有防治神经衰弱和失眠的作用。

【摩擦涌泉穴】端坐于椅子上，先将右脚架在左腿上，以右手握着脚趾，再用左手掌摩擦右脚心的涌泉穴，直至脚心发热。再将左脚架在右腿上，以右手掌摩擦左脚心的涌泉穴，也是摩擦到脚心发热为止。

【浸泡涌泉穴】每天晚上临睡前，用热水浸泡双脚，热水以自己能适应为度，加少许食盐，浸泡15～30分钟。

【拍打涌泉穴】在床上取坐位，双脚自然向上分开，或取盘腿坐位，然后用双手自然轻缓地拍打涌泉穴，最好拍到脚底有发热的感觉。

足三里穴——补气健脾

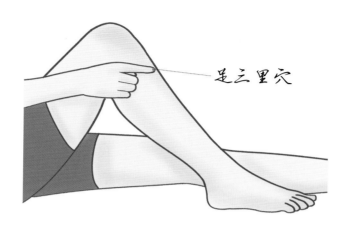

足三里穴

足三里属于足阳明胃经上的穴位，而足阳明胃经属于多气多血的经络，因此刺激足三里可以旺盛后天之本，使气血生化有源，也就有了补益气血、培补元气的功效，对由于气血亏虚引起的头晕、耳鸣、神经衰弱等病症有非常好的缓解作用。胃动力不足的人、胃气虚的人，经常拍打或者按摩、艾灸足三里都会很有帮助，按摩足三里相当于补血。

【取穴】足三里穴位于犊鼻穴下3寸，屈膝成90°，由外膝眼往下量四横指，距胫骨前缘外一横指处。

【按摩足三里穴】俗话说"常拍足三里，胜吃老母鸡"。老母鸡被公认为具有很好的补肾益精、补血养阴的作用。而常按足三里同样有吃老母鸡的效果，用手指指腹推按1~3分钟，长期按摩可以补益气血、滋养脑髓。

【敲打足三里穴】敲打足三里穴是保障肝血充足的首选，肝藏血，肝脏就像人体的血库。尤其是晚上睡觉以后，血液就会回流到肝脏，净化以后再流到身体的其他器官。对于用眼过度、失眠熬夜而伤肝的朋友来说，敲打足三里不失为一个好办法。伤肝可能会导致血虚，而气血亏虚可以引起各种肝胆疾病，甚至危及全身。

【艾灸足三里穴】用艾条温和灸5~10分钟，一天一次。灸足三里，有温中散寒、健运脾阳、补中益气、宣通气机、导气下行、强壮全身的作用。三里之灸可以祛病延年，所以自古以来把灸足三里又称为"长寿灸"。因此，灸足三里不但是宣导气机、补益气血的好办法，也是健康长寿的必要之术。不过，胃酸过多，空腹时胃灼热的，不适合灸足三里，灸它邻近的阳陵泉穴有良效。

气海穴——常按摩气不虚

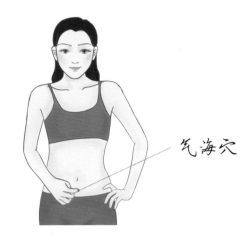

气海穴

　　气海穴是补气的要穴。气海，任脉水气在此吸热后气化胀散从而化为充盛之气，因此，本穴如同气之海洋，所以得名气海。前人有"气海一穴暖全身"的说法，是说气海穴具有温阳益气、化湿理气的作用。

　　【取穴】气海穴位于下腹部，前正中线上，当脐中下1.5寸。

　　中医认为此处是人体之中央，是生气之源，人体的真气由此而生，所以对于阳气不足、生气乏源所导致的虚寒性疾病，按摩气海穴往往具有温阳益气、扶正固本、培元补虚之功效。我们常说的下丹田，实际上就是指以气海穴为中心的一定区域。

　　《黄帝内经》云，"正气存内，邪不可干""邪之所凑，其气必虚"。说到邪，我们先来说湿邪，它常常在疾病中扮演着重要角色，体内有了湿邪，就会阻滞气机，病症就会因此产生。而气海穴作为人体中阳气蒸发阴液的关键之处，对于湿邪为患、气机不畅所导致的各种疾病，如绕脐腹痛、水肿鼓胀、脘腹胀满、水谷不化、大便不通、遗精、阳痿、疝气、月经不调、痛经、经闭、产后恶露不止、胞衣不下、脏气虚疲、形体羸瘦、腰痛、食欲不振、夜尿症、儿童发育不良等，具有良好的疗效。气海穴为人体诸气之海，有大补元气、总理下焦气机的功用，经常刺激气海穴，可以调整脏腑、调和阴阳，有延缓机体衰老的功效。

　　【按摩】经常按摩气海穴，能使百体皆温、脏腑皆润，促进肠胃蠕动、气血顺畅，强化肝脏及消化道功能。按摩的方法：先以右掌心紧贴气海穴，按顺时针方向分小圈、中圈、大圈按摩100~200次；再以左掌心按逆时针方向，如前法按摩100~200次。动作要轻柔缓慢，按摩至有热感，你就能感觉到体内的气血顺畅、身体轻松。

关元穴——培元固本

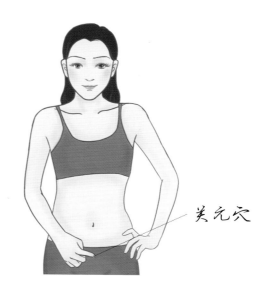

关元穴

"关"是关卡的意思，"元"指元首、首脑的意思。下部气血上传时，在经过本穴时会得到整顿，整顿后只有小部分可继续上传，故名为"关元"。关元穴是小肠的募穴，小肠之气结聚此穴并经此穴输转至皮部。它为先天之气海，是养生吐纳吸气凝神的地方。古人称之为人身元阴元阳交关之处，老子称之为"玄之又玄，众妙之门"。

【取穴】关元穴位于下腹部，前正中线上，当脐中下3寸。

关元穴属任脉，是一个保健要穴，有补肾、补气血、助阳祛寒、宣肺理气、健脾和胃、调理气血、固本培元、沟通任督二脉、调和阴阳等作用。关元穴对于因气血不足、阳虚有寒所致的失眠有很好的缓解作用。这类患者一般表现为畏寒、舌苔白、腰膝酸软、易感冒。一般来说，睡前艾灸，助眠作用最佳！

【按摩】手掌放在穴位上，顺时针按摩，同时注意调整呼吸。按摩3~5分钟后，搓热双手叠放于关元穴上，呼气时下按，吸气时掌根紧贴皮肤上抬，如此反复，至下腹部有温热感为宜。

注意：要带动皮下组织一起运动，而非只是在表皮画圈。

【艾灸】用艾条温和灸5~10分钟，一天一次，可治疗荨麻疹、痛经、失眠等症状。

【拔罐】用气罐留罐10~15分钟，隔天一次，可治疗失眠、痢疾、脱肛等病症。

膻中穴——疏通气机抗衰老

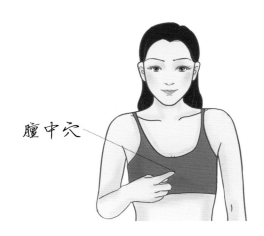

膻中穴

"膻"这里指的是胸部，"中"指中央、中点的意思。

【取穴】膻中穴位于胸前正中线上，两乳头连线的中点，故称为"膻中"。

膻中穴有活血通络、清肺止喘的功效，主治胸痛、腹痛、呼吸困难、咳嗽、心悸、心绞痛、乳腺炎等病症。膻中配天突穴，有理气平喘的作用，治哮喘；膻中配肺俞穴、丰隆穴、内关穴，可治咳嗽痰喘；膻中配厥阴俞穴、内关穴，有安定心神的作用，治心悸、心烦、心痛；膻中配曲池穴、合谷穴，可治急性乳腺炎；膻中配中脘穴、气海穴，有理气和胃的作用，治呕吐反胃；膻中配乳根穴、合谷穴、三阴交穴、少泽穴，可治产后缺乳。

膻中穴隶属任脉，同时也是心包经的募穴，八会穴之气会。膻中穴能为人体提供最重要的物质——气。所以，但凡与气有关的疾病，如气机郁滞、气虚等病症都可以通过刺激膻中穴来医治。刺激膻中穴的方法有很多，其中艾灸较为常见。

【艾灸膻中穴】灸膻中具有理气活血、宽胸利膈、宁心安神、健胸丰乳、催乳等功效。现在临床常用艾灸膻中的方法来治疗支气管炎、胸膜炎、冠心病、心痛、心律失常、乳腺炎、乳腺增生、食管炎、食管痉挛、梅核气、肋间神经痛、肺痨等症。一般来说，艾灸膻中，如果艾炷灸的话，需灸3~5壮；如果用艾条灸，则需5~10分钟。

【按摩】用手掌大鱼际擦按5~10分钟，长期按摩，可缓解呼吸困难、心悸等。

【刮痧】用角刮法刮拭穴位，稍出痧即可，隔天一次，可治疗胸痛、腹痛、呼吸困难、咳嗽等病症。

百会穴——提升阳气

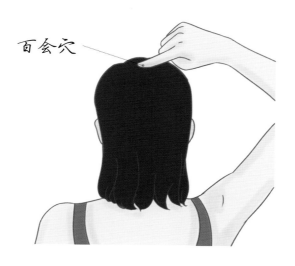

百会穴

　　"百"，指数量众多的意思，"会"，交会、聚集的地方。本穴位于众多经脉交会处，故名"百会"。百会穴不但能统调经脉之气，而且又为督脉之要穴，可治疗全身疾病。督脉能统督一身之阳，故艾灸百会穴可提补清阳之气而上升，对气虚下陷、阳气不升、气虚升提无力、清窍失养等疗效显著。督脉又与任脉相通，任脉可统督诸阴经之脉，故百会穴居高临下，不但可提补诸阳经之气，又能调理诸阴经之血，气盛则能生血，血足则气能得固。

　　【取穴】百会穴位于人体的头顶正中线，入前发际线5寸，约当两耳尖连线中点处。

　　【百会穴适应证】阳气不足：表现为平时比较怕冷，一年四季手脚偏凉；面色偏白或有时候带一点儿青色；喜欢吃偏热的东西；大便偏稀，小便比较频繁且清长。

　　中气下陷：气短、胸部憋闷、胃下垂、子宫脱垂、食欲不振、肚子发胀、容易得痔疮、脱肛等。

　　神志不宁：失眠、健忘、反应迟钝、烦躁不安或感情淡漠、对事情缺乏兴趣、嗜睡等，头痛、头晕、头胀、头部怕风、脱发、斑秃等头部经脉不通的症状。

　　【百会穴保健方法】可按揉，力度适中，以舒适为度，也可用艾条温和灸。医家也常用直接灸百会穴的方法来治一些急病重病。百会配人中穴、足三里穴，可治低血压，百会配养老穴、风池穴、足临泣穴可治美尼尔氏综合征，百会配人中穴、京骨穴可治癫痫。

三阴交穴——调脾胃、养肝血

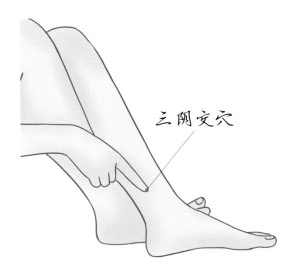

三阴交穴

　　三阴，足三阴经；交，交会。此穴的意思是指足部的三条阴经中气血物质在本穴交会。本穴物质有脾经提供的湿热之气，有肝经提供的水湿风气，有肾经提供的寒冷之气，三条阴经的气血交会于此，所以名"三阴交"。三阴交穴属足太阴脾经，有健脾利湿、兼调肝肾的作用，主治肠鸣、腹胀、腹泻、消化不良、心悸、失眠、高血压、湿疹、水肿、妇科疾病、男科疾病等病症。脾化生气血，统摄血液，肝藏血，肾精生气血。因此揉按此穴，除可健脾益血、行气活血外，还可养肝补肾。

　　【取穴】三阴交位于内踝尖直上3寸，胫骨内侧面后缘。

　　三阴交穴配天枢、合谷，有清热除湿、健脾和中的作用，主治小儿急性肠炎；配中脘、内关、足三里，有活血化瘀的作用，主治血栓闭塞性脉管炎；配阴陵泉、膀胱俞、中极，有利尿的作用，主治癃闭；配中极、天枢、行间，有疏肝理气、活血化瘀的作用，主治月经不调、痛经；配阴陵泉、四白、足三里、脾俞、肾俞、光明，有益气健脾生津、滋养肝肾、补肾添精的作用，主治神水将枯。

　　【按摩】用大拇指按揉三阴交100~200次，每天坚持，能够治疗月经不调、腹痛、泄泻。

　　【艾灸】用艾条温和灸5~20分钟，每日一次，可缓解水肿、疝气、痛经。

　　【刮痧】用角刮法，即倾斜45°角从上向下刮拭三阴交3~5分钟，隔天一次，可缓解湿疹、水肿。

血海穴——养血调血

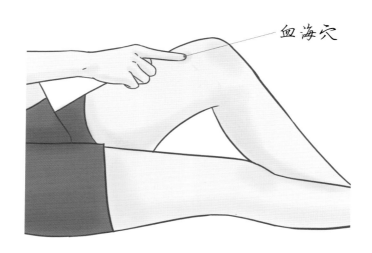

血海穴

血海，顾名思义，就是气血充盈如大海。血海穴是脾经所生之血聚集之处，有化血为气、运化脾血之功能，是人体足太阴脾经上的重要穴位之一。"缘何血海动波澜，统血无权血妄行"，它还有引血归经、治疗血证的功效。其实在古代，人们就在不经意间发现刺破这个地方可以祛除人体内的瘀血，并促生新血。

【取穴】屈膝，在髌骨内上缘上2寸，当股四头肌内侧头的隆起处。

血海穴与月经有一定的关系。它是女性调血的大穴。如果女性的月经量过多或者不足，都可以通过血海穴来调理。女性在来例假的前几天开始按摩血海穴，再配合着按摩三阴交穴和太溪穴，可以非常有效地控制痛经和经量过多或者过少的情况。

如果在痛经的同时还会呕吐，可以在按摩血海的同时按摩足三里，能够立刻缓解痛苦的症状。如果觉得按摩需要耗费比较大的力气的话，可以用双手拍打血海穴，每次拍打10秒，连续拍打三五次，可以有效治疗月经不调和痛经，以及因为气血瘀滞引起的肥胖等症。有关节痛的患者，也可以按摩血海穴。因为脾经正好经过膝盖，而血海穴恰好位于膝盖上方外侧，按摩血海穴刺激脾经，就可以使膝盖部位气血充盈，气血通畅可以有效缓解疼痛和其他的症状。

每天上午9~11点刺激效果最好，这个时辰是脾经经气的旺时，人体阳气处于上升趋势，所以直接按揉就可以了。每侧3分钟，力量不宜太大，能感觉到穴位处有酸胀感即可，要以"轻柔"为原则。晚上9~11点再进行艾灸。

肝俞穴——调理肝气血不虚

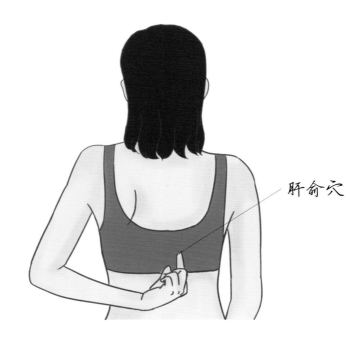

肝俞穴

肝，肝脏也。俞，输也。"肝俞"的意思指肝脏的水湿风气由此外输膀胱经，故称为"肝俞"。

【取穴】肝俞穴位于背部，第9胸椎棘突下，旁开1.5寸。

肝俞穴有疏肝利胆、降火理气、止痉退热、益肝明目、通络利咽、行气止痛等功效，可以散发肝脏之热，主治胃肠病、胸痛腹痛、肝病、老人斑、皮肤粗糙、失眠等疾病。肝俞与太冲搭配，在中医里属于俞原配穴法，能够补肝阴、养肝柔肝；配期门，为俞募配穴法，有清利肝胆湿热的作用，主治肝炎、胆囊炎、胁痛；配肾俞、太溪，有滋阴养血补肾的作用，主治健忘、失眠；配大椎、曲池，有清热泻火、安神定志的作用，主治癫痫、精神分裂症。

【按摩】用大拇指按揉肝俞100~200次，每天坚持，能够治疗咳嗽、口苦。

【艾灸】用艾条温和灸5~20分钟，每日一次，可改善疝气、腹痛。

【拔罐】用火罐留罐5~10分钟，隔天一次，可缓解咳嗽、肩背痛等。

【刮痧】用面刮法即倾斜45°，用刮痧板的1/3边缘接触皮肤，从上而下刮拭肝俞穴，力度微重，出痧为度。隔天一次，可治疗胁痛、目赤等疾病。

天枢穴——气血生化充足

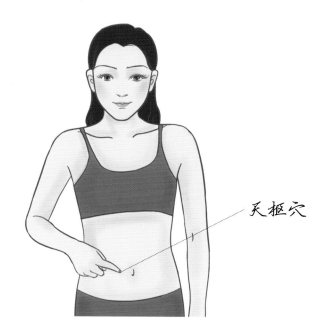

天枢穴

天枢星，为北斗星的北斗一。"天枢"的意思是指本穴气血的运行有两条路径，一是穴内气血外出大肠经的天部，二是穴内气血循胃经运行，胃经上、下两部经脉的气血相交本穴后，因其气血饱满，除胃经外无其他出路，因此上走至与胃经处于相近层次的大肠经，也就是向更高的天部输送，故称"天枢"。

【取穴】天枢穴位于腹部，脐中水平旁开2寸。

常按天枢穴，可使胃经和大肠经保持活络，促进胃经内气血循环，帮助气血由胃经输向大肠经。胃经气血充盈，则消化功能增强，就会给生血系统提供足够的精微物质，为补血提供最基础的动力；大肠经气血充盈，则可保证循环、排泄功能正常，既止泻又通便，保持肠道清洁，使人免受"毒素"的困扰。

【按摩方法】双手拇指下压（力度适中）左右两边天枢穴，由外向内打圈按摩，每天100~200下，又补血又排毒。

【艾灸】用艾条回旋灸10分钟，一天一次，可治疗腹痛、腹胀等病症。

【刮痧】用面刮法刮拭天枢穴，以出痧为度，隔天一次，可治疗肠鸣、腹泻等病症。

附录：
有效调气血的运动方式

　　运动是调养气血必不可少的重要环节。平时可练习一些舒缓运动，有助于调养气血，改善气血不足所致的多种症状。

跳舞

　　舞蹈是在音乐的伴奏下，通过人体肌肉和关节有节奏地变化而塑造出不同难度的形体动作和造型，表现不同的情感和技艺，达到娱乐和增强体质目的的一项运动。

　　跳舞时，人处于运动状态，心肌收缩加快，心输出量增加，血流加快，呼吸也加深加快，对心肺系统是个很好的锻炼，能够促进血液循环，提高机体的新陈代谢，加快机体生血、造血。轻快的音乐、欢乐的情绪，能松弛神经、肌肉的紧张度，使血液循环得到改善。广场舞、扭秧歌这类舞蹈的动作是以腰部的扭摆为轴心，带动上下肢的关节、肌肉群有规则、有节奏地运动，既锻炼了肢体组织，又能有效地防治骨质疏松、骨关节炎与肌肉萎缩等病变，还能增强内脏器官的功能，对提高生命活力、改善气血具有极佳的效果。而交谊舞的运动效果则与步行和散步的效果差不多，有人为此进行过专门的测试，结果表明，跳上1小时的华尔兹（中速）相当于步行2千米的效果。可见，跳舞的确有增强体质的效果。

　　跳舞对参加者的身心也很有好处。首先，舞蹈有较强的趣味性。在舞蹈当中，连贯的动作节奏很快，一整套动作连贯而流畅，整齐而有韵律感，对乐感、灵巧度的锻炼很有帮助。而它的趣味性容易让人集中和专注，忽略掉运动疲劳。其次，舞蹈能培养舞者气质，较好地改善舞者的协调能力。它也是一种极具表现力的运动，通过舞蹈课程，练习者在表现自己的同时培养了自信和气质。最后，舞蹈让人心情愉悦。舞蹈教练们都把舞蹈称为"带着笑容去训练的项目"，在舞蹈中，他们更关注的是大家是否愉快和尽兴，动作是否奔放和潇洒。因此，在心理放松上，舞蹈有着非常大的作用，这是妇女喜欢舞蹈的一个很重要原因。

　　跳舞的形式比较多，交谊舞、迪斯科是人们在日常生活中开展得比较多的舞蹈形式，而近些年比较火的广场舞和街头扭秧歌活动又颇受中老年人的青睐。

快步走

快走是一项随时随地都可以进行的运动项目，它不需要借助任何设施和用具，只要你迈开双腿，甩开双臂，加快步伐就可进行。那么，怎样的速度算是快走，它与慢走和跑步有什么区别呢？一般认为，时速在3.6千米叫慢走，在5.5千米叫快走。据此，快走10分钟应该为1千米左右路程（老年人、体弱者可略慢），即大概每分钟应走120~140步。这样，才能满足中小运动强度要求，达到应有的健身效果。

每天机械式地伏案工作，两点一线，长期以车代步上下班，身体得不到锻炼，导致身心长期疲惫，健康问题已是不可回避的问题。如果我们在晚饭后，迎着晚风，换上运动鞋，加入快走人群中，抬头挺胸，跨大步，半小时过后，全身大汗淋漓，会感觉无比轻松。快走不但能健身防病、改善血液循环，还能促使脑部释放脑内啡，提升精神，使郁闷一扫而光，使人身心舒畅。

我们在进行快走运动时应注意以下几点：首先，选择在平地上行走，这样对关节的损伤较小。贫血患者要循序渐进，不可骤然加大运动量，如果出现眩晕或不适，应停下来休息片刻。其次，挺胸抬头，展开双肩，让肩与臀保持在同一条与地面垂直的

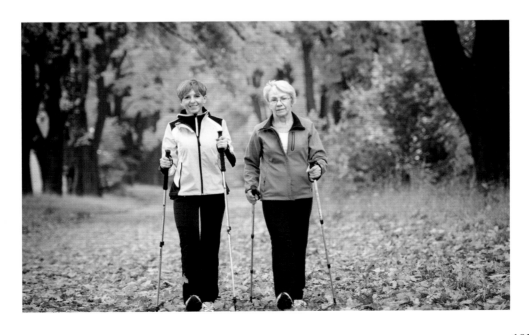

直线上。若臀部靠后，会增加脊柱和腰部负担，不能达到最佳运动效果；自然摆臂，注意臂不要摆到肩以上；步伐要大，速度要快；应将腰部重心置于所踏出的脚上，走时要积极使用全身肌肉，这有助于减轻腰痛、肩痛，并可改善内脏功能。

跑步

随着人们健康意识的增强，跑步已经成为一项全民健身项目，俨然是运动中的王者。作为人们在学习和工作之余最好的生活和保健方式，跑步对女性的健康和美丽十分重要。

（1）对于女性来说，减少乳腺癌和其他癌症的发病率与参加运动的负荷量和强度有很大的关系。定期参加锻炼包括跑步锻炼，特别是每周进行4小时以上跑步运动的女性，比那些常年在单位与家中久坐的女性的发病率要低37％。

（2）跑步可以保持骨骼的健康。现代医学已经证实：人体在30岁以后骨密度会以每年0.75％~1％的幅度减少。骨骼的健康需要施以外部的压力，跑步是利用身体负荷的运动，也是强健骨骼的有效方式。

（3）缓解经前综合征。女性持续三个月进行有氧跑步锻炼，可以有效地缓解经前综合征。那些具有高度锻炼积极性的女性，极少受到经前综合征和痛经的困扰。减弱了这些困扰，会使女性更容易地获得身心轻松和愉悦感。

（4）毫不讳言，跑步可以使女性焕发更大的魅力。长期坚持锻炼的女人，往往在性生活中表现得更加积极。达到体育人口标准（指每周至少参加三次锻炼，每次30分钟以上，强度中等以上）的女性有40％在性生活中有更强的积极性，31％性生活更频繁，25％更容易达到性高潮。

（5）跑步可以使人增加精神能量，获得充沛精力。能够长期坚持锻炼的女性，无一例外在生活的其他方面也有着健康的习惯，绽放着蓬勃的朝气和满满的正能量。由于跑步能够调动全身五脏六腑的功能，所以对因脏腑虚弱而导致贫血的患者具有很好的调理作用。

（6）跑步可以使女性保持良好体形。慢跑堪称"有氧运动之王"，几乎比其他任何运动都能燃烧更多的热量。持续性跑步同时可以增加肌肉量。坚持锻炼的女性在55岁后，与30多年中运动不积极的人相比，脂肪增加量仅是她们的1/4。

贫血患者跑步小贴士：

①补水要科学。很多女性朋友对于运动中的补水一直以来都是模糊不清的。运动时，要定时定量地补水，不能口渴了才进行补水，也不能一次补充大量的水分，每次补水只需要一口就行了。最好是补充常温下的矿泉水或者是蒸馏水，不要长期喝运动饮料，以减轻身体负担。

②放松。放松与运动同样重要，尤其是在跑步之后。跑完步休息半小时后，宜在冲洗热水澡时适当地揉搓自己的身体，特别是大腿和小腿肌肉；当天睡觉时最好用一个枕头把腿垫高，可促进血液循环，加快体力的恢复。

游泳

游泳是一项非常不错的运动。对于女性来说，在水中游泳，两臂划水同时两腿打水或蹬水，全身肌肉群都参加了活动，可促使全身的肌肉得到良好的锻炼。尤其是与上肢摆动划水有关的胸大肌、三角肌、肱三头肌和上半身的背部肌群，会变得比较发达。同时，游泳是一种周期性运动，划水和打水都是紧张和放松相交替的，长时间的锻炼会使肌肉变得柔软而富有弹性。正因为如此，女游泳运动员往往拥有丰满而结实的胸脯、弹性的肌肉、匀称而又饱满的曲线。总的来说，游泳的优势体现在以下四个方面：

（1）增强体质：经常游泳的人，由于体温调节功能改善，就不容易伤风感冒，还能增强人体内分泌功能，促进血液循环，从而提高对疾病的抵抗力和免疫力，对贫血患者也能起到积极有效的辅助治疗作用。

（2）减肥：游泳时身体直接浸泡在水中，水不仅阻力大，而且导热性能也非常好，散热速度快，因而消耗热量多。在水中运动，会使许多想减肥的人取得事半功倍的效果，所以，游泳是保持身材最有效的运动之一。

（3）加强肺功能：呼吸主要靠肺，肺功能的强弱由呼吸肌功能的强弱来决定，运动是改善和提高肺活量的有效手段之一。游泳促使人呼吸肌发达，胸围增大，肺活量增加，而且吸气时肺泡开放更多，换气顺畅，对健康极为有利。

（4）养颜：人在游泳时，水对肌肤、汗腺、脂肪腺的冲刷，起到了很好的按摩作用，促进了血液循环，使皮肤光滑有弹性。此外，在水中运动时，大大减少了汗液中盐分对皮肤的刺激。

女性游泳小贴士：

①忌饭前饭后游泳。空腹游泳影响食欲和消化功能，也会导致头昏、乏力等意外情况；饱腹游泳亦会影响消化功能，还会产生胃痉挛，甚至呕吐、腹痛等现象。

②忌剧烈运动后游泳。剧烈运动后马上游泳，会使心脏负担加重；体温的急剧下降，会导致抵抗力减弱，引起感冒、咽喉炎等。

③忌月经期游泳。月经期间，女性生殖系统抵抗力弱，游泳易使病菌进入子宫、输卵管，引起感染。

骑自行车

随着地铁的普及以及人们环保意识的加强，现在很多上班族都选择骑自行车和乘坐地铁相配合的方式上下班，这样不仅节省上下班途中的开支，而且对自身健康也非常有帮助。

骑自行车相比较竞走和跑步而言，对身体造成的负担很轻。竞走会在瞬间给身体带来超过体重近1.2倍的着地冲击力，而跑步则是近3倍的冲击力。自行车由于脚踩踏板离开地面，因此带来的着地冲击力比体重小，不会增加脚踝、膝盖和腰等关节的多余负担。同时因为骑自行车很难积攒疲劳，因此有利于每天坚持。

无论是骑自行车还是在健身房里蹬固定自行车，都是不错的减脂运动。骑自行车

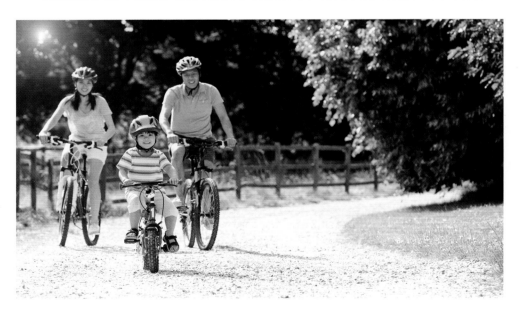

每一小时消耗热量480大卡，与同等强度的跑步消耗的热量差不多，因此，骑自行车减肥快，而且对双脚的冲击力小。

骑自行车不但可以减肥，而且还可使身材匀称。由于自行车运动是需要大量氧气的运动，所以还可以强化心脏功能，同时还能防止高血压，有时比药物更有效。踩自行车压缩血管，使得血液循环加速，大脑摄入更多的氧气，再加上吸入大量新鲜空气，机体的吐故纳新功能增强，会让人脑筋更清楚，气血运行更加畅通。骑在车上，你会感觉十分自由且畅快无比。它不再只是一种代步工具，更是一种愉悦心灵的方式。

骑自行车注意事项：

①骑车时上体稍前倾，头不要过多前探，腰部稍弯曲，两肩放松，两臂伸直，不驼背，不塌腰，蹬车时，腿要直。

②车座要柔软且高度适中，这样才能最大地减轻臀部所受的压力。

③在人群较密集的地方，速度不可太快，以防止碰撞跌倒。

④骑车前要检查车况，如刹车、车铃、轮胎等，防止运动中的意外。

太极拳

太极拳是一种内外兼修的拳种。它的独特之处在于心静体松，柔缓自然，要求中正安舒，阴阳相济，着重自我控制和意念引导。

太极拳要求以腰为轴运转，强调"活腰"。以腰为主的太极拳对女性的生殖器官有极好的按摩和保健作用。根据中医理论，女性病主要跟经络的任脉有关，在跟任脉密切相关的同时，还有一条经脉左右着女性的身体，这就是带脉，带脉就是平时系腰带的地方，这条横的、环绕形的脉络，对女性的健康至关重要。太极拳以腰为轴的转动，就是对带脉、命门、两肾的按摩过程，这对女性的肾功能以及生殖器官非常有益。中医认为，肾为生元之本，肾阴统摄全身之阴，肾阳统摄全身之阳；五脏之阴气，非肾阴不能滋，五脏之阳气，非肾阳不能发，这样才能"扶正固本"。

大量调查发现，月经不调、更年期综合征、贫血等患者通过练太极拳都收获了很好的疗效。有几位患乳腺癌的女性，手术十几年来由于认真修炼太极拳，不仅病情再无复发，而且身体健康，精神饱满。女性患有不孕症和性冷淡的疾病，也可以通过习练太极拳而治愈。练太极拳还有利胎儿生长与分娩。因为女性的孕娩系统乃是为了怀孕与分娩而设，胎儿在腹内的正确姿态与平衡，对胎儿和女性健康都十分重要，不平衡的姿态会招致腰痛。平衡正确的姿态并非仅仅依赖骨架与盆骨的支撑，更有脊背、下腹、腰以及大腿等健康而强壮的肌肉作用。太极拳要求中正安舒、均匀缓慢、连续不断，以腰带动四肢运动是最适合缓解贫血的运动。

健美操

健美操是一项新兴的体育运动，它以其独特的魅力在众多的传统体育项目中脱颖而出，受到越来越多人的喜爱。目前，在社会上不仅以健美操为主要内容的各种健身中心遍布我国大中型城市，而且在大中小学健美操也被列入教学大纲，作为正规的教学内容传授。健美操不同于其他有氧运动项目之处在于它是一项轻松、优美的体育运动，在健身的同时，带给人们艺术享受，使人心情愉快。运动者陶醉于锻炼的乐趣中，减轻了心理压力，促进了身心健康发展，从而增强了健身、美颜、养生的效果。

大家知道，姿态是从我们平时的一举一动中表现出来的行为习惯，受后天因素的影响较大；体形则是我们身体的外形，虽然体育锻炼可适当改善体形外貌，但相对来说遗传因素起决定性作用。 良好的身体姿态是形成一个人气质、风度的重要因素。健美操练习的动作要求和身体姿态要求与我们日常生活中的状态要求基本一致，因此，通过长期的健美操练习可改正不良的身体状态，形成优美的体态，从而在日常生活中表现出一种良好的气质与修养，给人以朝气蓬勃、健康向上的感觉。 健美操运动还可塑造健美的体形，改善造血功能。通过健美操练习尤其是力量练习，可使骨骼粗壮、肌肉围度增大，从而弥补先天的体形缺陷，使人变得匀称健美，使人精神饱满。另外，健美操练习还可消除体内和体表多余的脂肪，维持人体吸收与消耗的平衡，降低体重，保持健美的体形。

由于健美操采用大量下肢跑跳和大幅度关节屈伸等活动，运动前一定要做好准备活动，尤其是踝关节周围韧带，以提高关节灵活性。要加强踝部周围韧带肌肉的锻炼，多进行提踵跳及负重提踵练习，提高关节的力量和弹性。在跑跳练习中，强调脚掌着地的正确技术。肌体处于疲劳和不良状态时，避免高难度动作的练习，减少运动负荷。